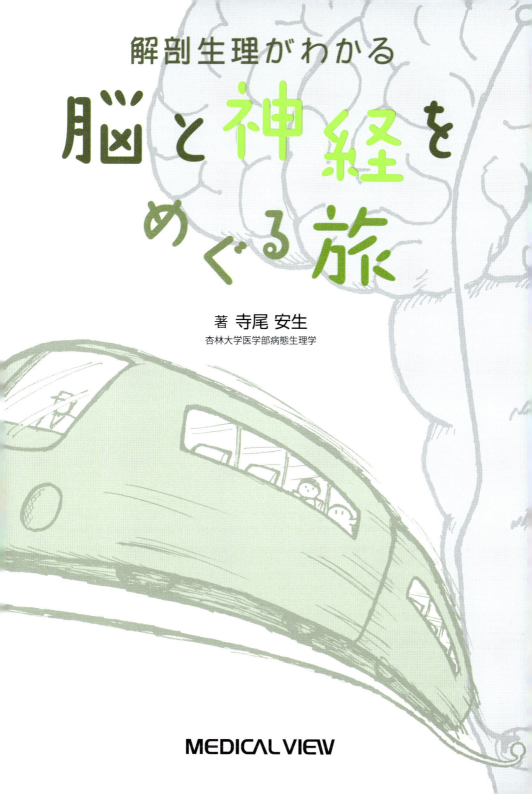

本書では，厳密な指示・副作用・投薬スケジュール等について記載されていますが，これらは変更される可能性があります．本書で言及されている薬品については，製品に添付されている製造者による情報を十分にご参照ください．

A Journey through the Anatomy and Physiology of the Nervous System:
An Introductory Guide
(ISBN 978-4-7583-2267-6)

Author：TERAO Yasuo

2024. 9. 20 1st ed

©MEDICAL VIEW, 2024
Printed and Bound in Japan

Medical View Co., Ltd.
2-30 Ichigaya-hommuracho, Shinjuku-ku, Tokyo 162-0845, Japan
E-mail ed@medicalview.co.jp

序文

　脳の解剖は非常に複雑であり，医学を学ぶ初学者にとっては悩みの種です。脳は複雑な構造をしているだけでなく，神経細胞の間に意味のある神経経路が張り巡らされています。脳のほぼあらゆる領域の神経系が互いに密接につながって，非常に精緻で多岐にわたる脳の機能を支えています。しかし，この複雑さのため医学のなかでも脳や神経が苦手という人は多いです。

　筆者自身，医学生の頃から神経に興味をもち，神経に関わる診療に携わりたいと考えていましたが，それでも初めて神経解剖の教科書を読んだとき，一ページ読むのにも苦労し，休憩を挟んで少しずつ進めるしかなかったことを思い出します。図をみながら脳の構造を頭の中で再構成していきますが，さまざまな構造が重なり合っているため，文字通り頭がこんがらがっていきます。

　本書は神経の解剖と生理についての入門書です。筆者の経験を踏まえ，初学者が少しでも理解しやすく楽しく読めるように工夫しました。経路だけでなく，その働き（生理）についてもやさしく紹介しました。

　そもそも，このように複雑な神経系の構造と経路を知る意味は何でしょうか。脳の働きを理解するだけでなく，患者の症状を理解するためでもあります。神経経路とその解剖をしっかり理解することで，神経系のどこに病気があったら，どのような症状が現れるかを理解できます。逆に，症状をしっかりみることで，神経のどこに異常があるのかがわかります。まるで機械の不調をみる熟練工のように，症状を正確に把握できれば，神経の異常とその部位をかなり正確に特定することができます。これは脳が系統的な構成をしているためであり，だからこそ神経系の解剖と経路を理解する意味があります。

　神経の伝導はよく電気回路にたとえられますが，本書では，神経の電気信号が経路を伝わる様子を列車の旅にたとえて説明しています。旅は目的地だけではなく，その途中にも意味があり，移動すること自体にわくわくを感じます。各部位をつなげる経路に焦点を当てれば，また違った神経系の景色が見えてくるかもしれません。旅の比喩がすべての場面に当てはまるわけではありませんが，少しでも親しみやすく感じてもらえればと思います。それでは脳の経路と生理の「旅」へ，ようこそ。

2024年8月

寺尾 安生

もくじ

1章 神経の仕組みと神経伝達

1 神経細胞の発見 〜旅に出る前に …… 2

2 神経細胞 〜旅の舞台を俯瞰しよう …… 5

3 神経をたどる旅の秘密 …… 7

4 神経軸索を伝わる活動電位 〜旅の始まり …… 15

5 シナプス伝達 〜神経のちょっとややこしい乗り換え …… 19

6 グリア細胞 〜神経系のもう一つの舞台 …… 27

2章 末梢神経

1 末梢神経の仕組み …… 32

2 軸索と髄鞘 〜有髄神経，無髄神経の違い …… 35

3 神経軸索の速い旅，遅い旅 …… 36

4 神経から筋へ：神経筋接合部 …… 37

5 神経の旅の先で筋の収縮 …… 40

6 皮膚の感覚を神経の信号に変換する …… 42

7 末梢の感覚器と末梢神経 …… 44

3章 脳と脊髄の基本的な仕組み

1 旅の舞台：脳の構造と機能をめぐろう …… 52

2 大脳皮質 〜神経細胞が集まる大脳の最表層 …… 53

3 大脳白質 〜神経細胞から出る神経線維の通り道 …… 56

4 大脳基底核の仕組み …… 57

5 小脳 〜脳の「コンピュータ回路」 …… 58

6 脳幹 …… 59

7 脳幹の特殊な仕組み …… 62

8 脊髄 〜頚髄から仙髄までの長い旅 …… 64

9 脳の神経伝達物質と神経調節系
〜脳機能をおおまかに調節する仕組み …… 66

10 髄膜，脳室系 …… 69

11 脳の血管支配 …… 71

4章 運動路

1 皮質脊髄路の長い旅 …… 74

2 脊髄前角ニューロン …… 81

3 末梢の運動路 …… 83

4 下肢への運動路 …… 85

5 眼球運動をめぐる神経の旅 …… 87

6 舌，顔面の動きを司る運動系 …… 91

5章 感覚路

1 感覚路は入力系 …… 98

2 多種多彩な体性感覚 …… 99

3 意識にのぼるか，のぼらないか …… 100

4 感覚系の経路をたどる旅 …… 101

5 脊髄から脳幹，大脳に至る体性感覚路の旅 …… 102

6 視床 〜脳幹と大脳の間を結ぶ中継ステーション …… 111

7 感覚路の終着点：体性感覚野 …… 113

6章 脳神経

1 12の多彩な脳神経の旅 …… 118

2 嗅神経 第Ⅰ脳神経 〜視床で乗り換えずに大脳へ …… 121

3 視神経 第Ⅱ脳神経 〜光が脳に届くまで …… 122

4 動眼神経 第Ⅲ脳神経 〜眼のお仕事いろいろやります！…… 126

5 滑車神経 第Ⅳ脳神経 〜脳幹の裏側からやってきた脳神経 …… 130

6 外転神経 第Ⅵ脳神経 〜眼を外転させるだけですが何か？…… 132

7 三叉神経 第Ⅴ脳神経 〜脳神経の中で一番ややこしい!? …… 134

8 顔面神経 第Ⅶ脳神経 〜笑いあり涙ありの神経の旅 …… 140

9 内耳神経 第Ⅷ脳神経 〜音とバランス，二足のわらじ …… 143

10 舌咽神経 第Ⅸ脳神経 〜舌と咽頭だから舌咽ですね …… 145

11 迷走神経 第Ⅹ脳神経
〜副交感神経として身体をめぐる果てしない旅 …… 147

12 副神経 第Ⅺ脳神経 〜頚と肩の筋に行くのに「副」…… 149

13 舌下神経 第Ⅻ脳神経 〜 12番目は舌の運動 …… 150

7章 脊髄

1 幅1cmの中を往来する脊髄の旅 …… 152

2 脊髄反射の超特急の旅 …… 154

3 筋伸張反射と相反抑制 〜乗り換えも少ない急ぎ足の旅 …… 155

4 γ運動ニューロンと筋紡錘 〜筋の変化を感知せよ …… 157

5 ゴルジ腱反射 〜腱が伸びすぎないように …… 159

6 レンショー抑制 〜自分で自分を抑制する！…… 160

7 屈曲反射 〜痛みからの逃避！…… 162

8 上からの反射の抑制 …… 164

9 脊髄の運動下行路をゆく …… 165

10 姿勢と歩行に関わる脊髄の神経経路をゆく …… 172

11 体性感覚，痛みを調節するための下行路 …… 175

8章 大脳基底核と小脳

1 大脳基底核と小脳 ～運動を調節するための神経の旅 …… **178**

2 大脳基底核と錐体外路系 ～状況に応じた運動の調整切り換え役 …… **179**

3 基底核 – 視床 – 皮質ループ ～抑制の抑制は促進!? …… **182**

4 黒質線条体路 ～大脳基底核も制御される?! …… **186**

5 小脳 ～滑らかな運動に欠かせない素早いオンラインの調整 …… **189**

6 小脳内の細胞と経路の連絡 ～混雑がすごい濃密な旅 …… **191**

7 小脳内の神経細胞をめぐる旅
～抑制をかけたり，抑制をはずす運動の調整 …… **195**

9章 感覚情報の処理

1 体性感覚情報がたどる脳の領域 …… **202**

2 視覚情報が処理される神経の旅 …… **206**

3 聴覚の情報処理をめぐる神経の旅 …… **213**

4 嗅覚の情報処理をたどる神経の旅 …… **218**

5 情報処理を効率的に ～注意と眼球運動の仕組み …… **221**

10章 高次機能

1 高次機能とは何か？ …… **226**

2 脳の情報処理と機能局在の発見 …… **227**

3 意図的な運動のための皮質間の旅 …… **228**

4 空間を把握するための神経の旅 …… **232**

5 言語に関わる脳領域の旅 ～言語障害からわかる経路 …… **235**

6 記憶をめぐる神経の旅 …… **240**

7 経路が集まる前頭前野 ～情報をまとめ判断をくだす司令塔 …… **244**

8 左右の脳を行き来する神経の旅 …… **247**

11章 意識と情動に関わる神経系

1　意識をめぐる神経の旅へ …… 252

2　脳の睡眠・覚醒を保つ系 …… 253

3　脳が刻むリズムはどのようにして形成されるか …… 256

4　情動に関わる神経の旅 ～恐怖や嫌悪，幸せをつくり出す大脳辺縁系 …… 259

12章 自律神経

1　身体を維持する自律神経 …… 264

2　交感神経系と副交感神経系の2つの経路をゆく …… 265

3　交感神経系と副交感神経系の旅の経路 …… 269

4　自律神経の旅を見守る視床下部 …… 274

5　瞳孔をみれば自律神経がわかる …… 276

6　循環をめぐる自律神経の旅 …… 278

7　呼吸をめぐる自律神経の旅 …… 281

8　消化管をめぐる自律神経の旅 …… 284

9　腸管神経系と腸脳相関 ～脳と腸は常に情報をやり取りしている …… 287

10　自律神経と副腎 ～体の働きを整えるホルモンの系 …… 288

文献 …… 290

索引 …… 293

1章

神経の仕組みと
神経伝達

1章　神経の仕組みと神経伝達

1 神経細胞の発見
～旅に出る前に

　人体には多くの臓器があり，それぞれが機能して，人の活動が成り立っています。医学の歴史を紐解くと，臓器の発見から細胞の発見へと細部に分け入っていく経緯がみられます。一方，神経による臓器のつながりはというと，その発見は意外にも新しいものです。神経科学の旅に出る前に，神経細胞（ニューロン）がどのように見出されたか，神経細胞発見の歴史の旅に出かけましょう。

　現在では，脳を含めた神経系は神経細胞（ニューロン）からなり，シナプスを介して神経同士が信号を伝えることで情報処理を行っていることが知られていますが，このニューロン説が確立されるには長い時間が必要でした。医学の祖といわれるギリシャのヒポクラテス（BC460? ～ 370?）は，てんかんの原因は脳にあるとしていました。てんかんは脳の異常によるという現代の認識にもつながる考え方が紀元前からあったことになります。解剖学の祖ともいわれるギリシャのヘロフィロス（BC355 ～ 280年頃）は，数百体の人体解剖をしたとされ，神経を腱・血管と区別し神経はすべて脊髄と脳に集まることを見出していました。キオス島出身のエラシストラトス（BC304 ～ 250年頃）は生理学の祖ともよばれ，大脳と小脳を命名しました。しかし神経の働きについては，"人間が呼吸して吸い込んだ空気が，肺から心臓に運ばれ「生命精気」になる，それが動脈によって脳に運ばれて「動物精気」に変わり，これが末梢神経を通じて手足の筋肉を動かす"と考えていました。このような考え方は，17世紀のフランスの哲学者ルネ・デカルト（1596 ～ 1650年）の頃まで続いていて，デカルトも「松果腺からの動物精気が神経を動かし感情が生じる」という認識をもっていました。

　1600年代になると，イギリスの物理学者ロバート・フック（1635 ～ 1703年）が顕微鏡を用いてコルクの小片で細胞（cell）を初めて観察し，細胞の中に核や核小体があることも記載されました。1673年の始めオランダ

のレーウェンフックも赤血球や精子，単細胞生物などを顕微鏡で観察しましたが，この時点でもまだ細胞が生命の基本単位であるという認識はありませんでした。1830年代になって，ドイツの植物学者マチアス・シュライデン(1804〜1881年)，ドイツの医師テオドール・シュワン(1810〜1882年)は，それぞれ植物，動物において細胞が生物体を構成する単位になっていることを見出しました。しかし細胞がどのように形成され，その中にある核が何をしているかは不明でした。1858年ドイツの生物学者ルドルフ・ウィルヒョウ(1821〜1902年)が細胞分裂，核分裂を記載し「すべての生物の構造的，機能的基本単位は細胞であり，すべての細胞は細胞から生じる」という細胞説が確立されました。

　1870年頃には，脳は神経細胞から構成され，神経細胞には長い突起があること，神経線維には髄鞘という鞘をもつものともたないものがあることなどが知られていました。しかし脳では神経線維が非常に密接に入り組んで走行するため，どの神経線維がどの神経細胞からきて，軸索の先端はどのようになっているかは不明でした。そのため，神経細胞は独立して働くものではなく，脳のあらゆるところで神経線維が互いにつながって細胞が融合し複雑な網が張り巡らされ，その網によって神経機能が行われるとする「網状説」がイタリアのカミッロ・ゴルジら(1843〜1926年)により唱えられました。これに対しスペインの神経科学者・組織学者ラモニ・カハール(1852〜1934年)は，ゴルジの開発した硝酸銀を用いた染色(ゴルジ染色)により神経細胞の微細構造，神経細胞およびそこから出る神経線維を可視化しました。これにより，神経同士は直接つながっているのではなく，シナプスというわずかな間隙を経て，次の神経細胞に接続しているという「ニューロン説」を初めて唱え，その業績でノーベル生理学・医学賞を受賞しました。しかし，網状説を唱えたゴルジも同時に受賞しており「ニューロン説」「網状説」の論争は決着をみたわけではありませんでした。ようやく1900年代半ば，電子顕微鏡が出現するに至って，神経が軸索という突起を出し，この軸索が次の神経細胞と互いに非常に狭いシナプス間隙を介して接触することが決定的に証明されました。これは神経細胞が独立しており，それぞれの独立した

伝導路を介して運動感覚，思考，記憶などの神経の働きが行われるということを意味しており，本書で扱うような伝導路を明らかにすることの意義もここにあります。この伝導路を神経の旅路に喩え，複雑な人体をどのように辿っていくのか，どこから出発しどこに到着するのか，個別の臓器だけを見ていてはわからない，神経のつながりからわかる身体の働きを再確認していく旅を始めましょう。

1章 神経の仕組みと神経伝達

2 神経細胞
~旅の舞台を俯瞰しよう

　神経の旅に出かける前に，その舞台となる神経とはどのようなしくみになっているのか見ていきましょう 図1 。

図1 神経細胞

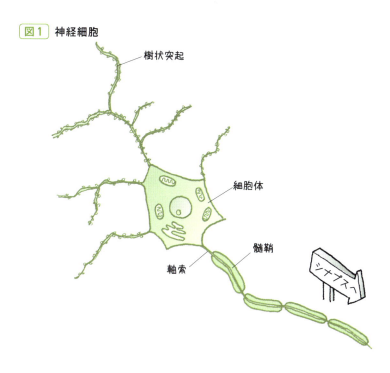

　神経系は神経細胞から構成され，神経細胞は**細胞体**(cell body)，**樹状突起**(dendrite)，神経線維である**神経軸索**(axon)からなります。細胞体の大きさは5〜80μmと幅があり，樹状突起は数百μmに達するものもあります 図1 。軸索が長く伸びている印象がありますが，樹状突起もとても長いものがあります。なお，神経細胞はニューロンともよばれます。

図2 シナプス

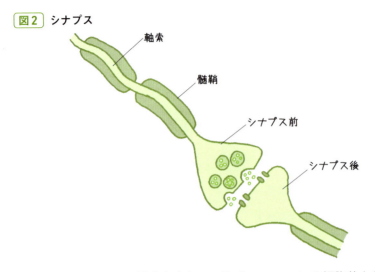

　1つのニューロンは軸索を介して，次のニューロンの細胞体もしくは樹状突起に機能的に連絡しますが，この軸索と次のニューロンの細胞体または樹状突起に密に接続する部位を**シナプス**といいます 図2 。シナプスには幅20〜40nmの非常に狭い隙間があり，シナプス間隙とよばれています。ニューロン内の信号の伝達，軸索の中の情報の伝達は，**電気信号（活動電位）**が伝わることで行われます。一方，シナプスは狭い間隙となっていて，電気信号が通ることができないため，そのままでは次のニューロンに信号は伝達されません。電気信号が神経の軸索末端に達すると，シナプスで**化学信号（神経伝達物質）**に変換され，放出された神経伝達物質が次のニューロンに受け取られることで，次の神経細胞にリレーのように信号が伝達されていきます。神経の旅路に喩えれば，電車の乗り換えのようなことが起こっています。

　シナプスにおいて，電気信号を伝える側のニューロンをシナプス前ニューロン，伝えられる側のニューロンをシナプス後ニューロンといいます。1つの軸索は複数の枝に分かれ，多くのシナプス後ニューロンとシナプスを形成しています。また，1つのニューロンは多くの異なるシナプス前ニューロンから何千ものシナプス入力を受けています。1つの神経線維が分枝して複数のニューロンに接続することを発散といい，逆に多くの神経線維が1つのニューロンに接続することを集束といいます。例えば，脊髄前角細胞の運動ニューロンの細胞体，樹状突起には約10万個のシナプスが接続します。

1章 神経の仕組みと神経伝達

3 神経をたどる旅の秘密

　神経細胞は活動電位という電気信号を発生し，それを神経の突起，神経線維に沿って伝え，さらにシナプスを介して化学的信号により次の細胞に情報を伝えるという性質をもっています。そのために必要な膜電位とシナプス伝達のしくみについて見ていきましょう。

細胞内外の電位差が駆動力になる 図3

　神経の旅のために欠かせないのが，電気信号つまり活動電位です。ニューロンの経路が線路だとすれば，電気信号は電車です。この電気信号があってはじめてつながりが生まれ，機能が生じるわけです。そしてこの電気信号は

図3 細胞の内と外

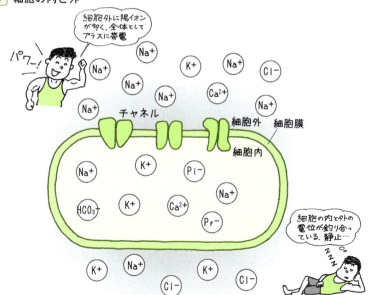

図4 電気発生の源：細胞内外のイオン濃度差

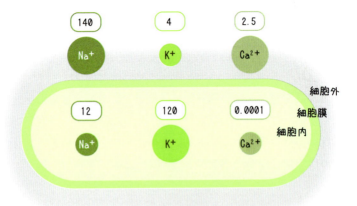

無から急に生まれるわけではなくて，細胞の内と外の違いから生まれます。その詳細を見ていきましょう。神経細胞を含むあらゆる細胞は細胞膜に囲まれていて，細胞の内と外には体液があり，いくつかのイオンが溶け込んでいます **図3** 。

　その細胞膜の内外では体液のイオン組成が異なっています。細胞の外の体液（細胞外液）ではイオン濃度は，**ナトリウムイオン**（Na^+）が140mmol/L，**カリウムイオン**（K^+）が4mmol/L前後であるのに対し，細胞の中の体液（細胞内液）はNa^+が12mmol/L，K^+が120mmol/L前後です。つまり，Na^+は細胞外の濃度が細胞内より10倍近く高く，逆にK^+は細胞内の濃度が細胞外より30倍近く高くなっています。また，**カルシウムイオン**（Ca^{2+}）については細胞外液の濃度は1～2mmol/L，細胞内液の濃度は10^{-4}mmol/Lと，細胞内外の濃度に1万倍の開きがあります **図4** 。細胞膜を隔てた細胞の内側と外側の電位差を**膜電位**といいますが，このように細胞内外でイオンが不均等な濃度で分布し，全体として膜の内側がマイナスに帯電するため，内側が陰性になる膜電位（静止膜電位）が生じます。実際，細胞内に電極を刺入して記録すると，細胞内が細胞外に対して約−60～−80mVと負になっています。この負の膜電位は神経細胞だけでなく，すべての細胞に共通する性質です。

図5 イオンの移動を行うしくみ

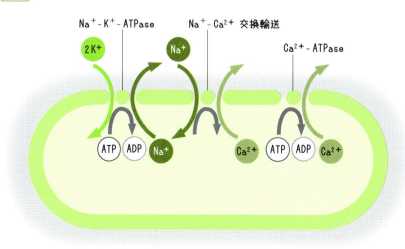

イオンのダイナミックな移動

　細胞内外のイオン濃度に差がある一つの理由は，細胞膜がリン脂質の二重膜から構成される脂の膜であり，イオンを透過させにくい性質をもっているからです．膜自体はイオンを通しにくいですが，細胞膜には正または負のイオンが出入りする多くのイオンチャネルやポアという通り道があります 図5 ．細胞内外のイオンに濃度差が生じるもう一つの理由は，細胞膜には常時イオンを濃度勾配に逆らって細胞内から外にくみ出したり，細胞外から細胞内に取り込む仕組み（ポンプ）があるからです．このようなポンプの主要なものとして，**Na^+-K^+ポンプ**があり，3個のNa^+を細胞内から外にくみ出し，それと連動して2分子のK^+を細胞外から取り込む輸送を行っています 図5 ．イオンポンプが濃度勾配に逆らってイオンを移動させるためにはエネルギーが必要です．そこで，ATPがADPに加水分解されるときのエネルギーが用いられます（**能動輸送**）．上記のポンプはATPを加水分解する酵素（ATPase）の働きももっているため，Na^+-K^+-ATPaseともよばれます．Ca^{2+}の細胞内外の濃度差についても，細胞膜において細胞内から細胞外に

Ca^{2+} をくみ出す輸送，Na^+ と Ca^{2+} の共輸送などが行われています 図5 。これらのポンプの活動は細胞が生きている限りずっと続いており，特に Na^+-K^+-ATPaseの機能を維持するため，細胞の代謝エネルギーの約３割が使われていると推定されています。

　こうして見ていくと，細胞の内と外はずいぶん違っていることがわかります。細胞膜は細胞の内と外を分ける単なる膜ではなく，他の大事な役割を担っています。次にいよいよ，どのようにして電気信号が生まれるのかを順を追って見ていきましょう。

COLUMN

平衡電位となり細胞内外は釣り合う

　静止膜電位では全体として細胞内から細胞外，逆に細胞外から細胞内にイオンが移動する量が釣り合うため平衡電位とよばれます。しかし，個々のイオンの平衡電位は静止膜電位と異なります。各イオンの平衡電位を計算する式としてネルンストの式があり，これによって各イオンの流入・流出がバランスをとる平衡電位を計算できます。例えば，K^+ については平衡電位は，

$E_K = RT/F * ln ([K^+]o/ [K^+]i)$

で計算できます。ここで，$[K^+]o/[K^+]i$ が0.0290，気温が20℃（絶対温度で293℃）として計算すると $E_K = -89.2\,mV$ となり，実際の静止膜電位に比較的近くなります。つまり，K^+ については静止膜電位と平衡電位にほぼ等しくなるので，静止膜電位で K^+ が流れ込む力と流れ出す力は大体釣り合っていることになります。

　Na^+ について同様に計算した平衡電位はマイナスの値ではなく，$E_{Na}=46.6\,mV$ と膜が脱分極したときの電位に近くなっています。そのため，静止膜電位で細胞内外の Na^+ の流れは平衡にはならず，Na^+ は濃度勾配に従って細胞外から細胞内に流れ込もうとします。

図6 脱分極と過分極

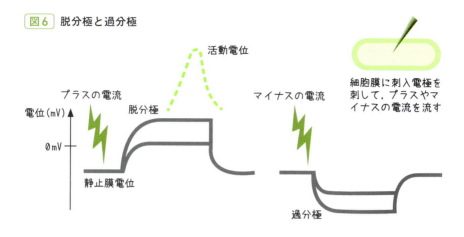

神経細胞の脱分極

　細胞が興奮していない静止時の膜電位は**静止膜電位**とよばれますが，神経細胞のような興奮性組織は，刺激されるとそれに対して何らかの応答（興奮）が起こる性質があり，動的な膜電位の一連の変化が起きます。神経細胞の内側は外側よりも負に帯電しており，前述のように神経細胞に細い電極を挿入すると−60〜−80mVの静止膜電位が記録されます。神経細胞の膜電位は静的なものではなく，他のニューロンの軸索からの入力に応じて絶えず上下しており，興奮すると活動電位を発生することができます。

　神経細胞の性質を調べるために，電極を用いて微弱な矩形波の定常電流を神経細胞内に流すと，神経細胞の分極の状態を実験的に変化させることができます。例えば，刺入した電極にマイナスの電流を流すと，静止膜電位がさらに深くなる方向（負の方向）に膜電位を傾けることができ（過分極），逆にプラスの電流を流すと，神経細胞の膜電位をより正の方向に近づけることできます（脱分極）図6。

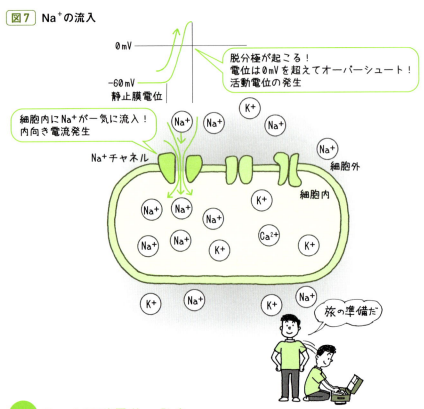

図7 Na⁺の流入

い よいよ活動電位の発生

　ここで，流す電流をある程度強くして膜電位が一定のレベルを超えると（臨界脱分極電位，−55 mV程度），電位は急激に変化して大きく脱分極します。すると，電位依存性Na⁺チャネルが開いて，細胞外のNa⁺が細胞内に流れ込み（内向き電流），**活動電位**とよばれる鋭く尖ったスパイク状の電位応答が発生します 図7 。これでようやく神経の旅に出発できます。この活動電位が生じるとピーク電位は−30〜＋40 mVにも達します。また，神経の旅は出かけるか出かけないかの二者択一で，活動電位の発生は全か無か（all or nothing）の法則に従います。つまり，刺激が閾値を超えない間は活動電位は発生せず，加える電流の強さを変えても変化はなく，閾値を超えてはじめて生じます。また，いったん生じた活動電位の振幅や形状は，加える刺激電流の強さにかかわらず一定の応答を示します。

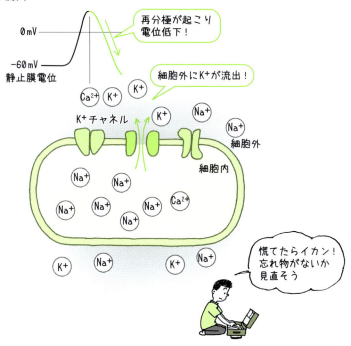

図8 K$^+$の流出

活動電位の発生とその後の再分極

　上記は実験による活動電位の発生でしたが、実際に神経細胞がシナプスから入力を受けて興奮するときにも、同じような応答が起きます。静止時にはK$^+$の透過性が高く、膜電位はK$^+$の平衡電位に近くなるのに対し、神経細胞が興奮して活動電位が生じる際には、Na$^+$の透過性が著明に増大し脱分極し活動電位が生じて、膜電位はNa$^+$の平衡電位に近づきます。つまり、活動電位が起きる瞬間はNa$^+$が鍵になるわけですね。また逆にいうと、活動電位以外の時間には、次に述べるように他のイオンが鍵になってきます。

　活動電位が発生した後、Na$^+$チャネルに続いて電位依存性K$^+$チャネルが開き、その開口はNa$^+$チャネルより長く持続します。K$^+$チャネルを通じて電位に応じ、K$^+$が細胞外に流出する外向き電流が生じます 図8 (Na$^+$チャネル、K$^+$チャネルにはさまざまな種類がありますが、この場合は遅延性整

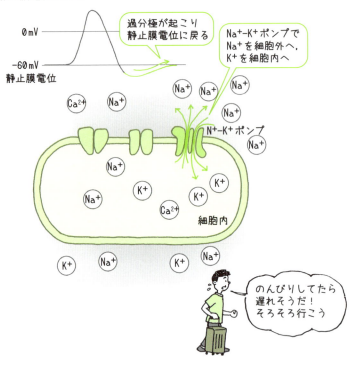

図9 静止膜電位に戻る

流性K⁺チャネル)。K⁺の流出とNa⁺の流入のバランスにより膜電位が変化していきますが，最終的にはNa⁺の流入量も減少するので膜電位は逆転し**再分極**が起こります 図8 。さらにその後，イオンの移動により**過分極**が起こり，静止膜電位に戻っていきます 図9 。

活動電位の上昇相と下降相の大半の時期になるとNa⁺チャネルは不活化され，神経細胞は刺激に反応しなくなります。この時期を**絶対不応期**といいます。Na⁺チャネルはいったん開口するといったん不活化された状態を経ないと，静止状態に戻ることができません。それに続く相対不応期では不活化されているチャネルの数が少なくなり，刺激による活動電位の振幅は小さくなるものの，刺激を十分強くすれば正常な活動電位を生じるようになります。相対不応期を経て膜電位は再び再分極していきます。

1章 神経の仕組みと神経伝達

4 神経軸索を伝わる活動電位
～旅の始まり

　シナプス前終末の神経細胞に脱分極が起きて活動電位が起きると，Na$^+$チャネルが開きNa$^+$が細胞膜に内向きに流れ込みます．隣接する軸索起始部には外向きの電流が流れ，静止膜電位がプラスに傾き，膜の脱分極が生じます 図10 ．

図10 軸索に活動電位発生

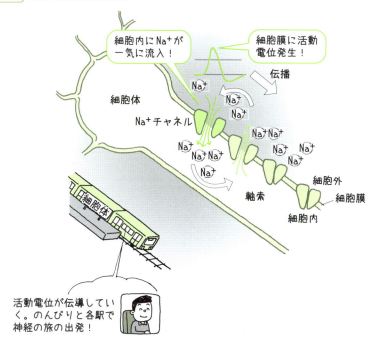

　脱分極により隣接部位のNa$^+$チャネルが次々に開くとともに，活動電位は細胞体から神経軸索に沿って伝播していきます 図11 ．この隣へ隣へと脱分極が連なっていくのが，電気信号が伝わる秘密であり，本書でいう神経の旅のキモとなります．内と外でイオン濃度の電位差があるなか，神経細胞

図11 軸索での活動電位の伝わり

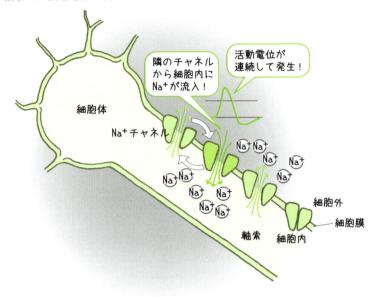

の膜を通してNa⁺が流入し活動電位が起き，それがどんどんつながっていって電気信号は目的地に到達します。なお，いったん活動電位が通過した部位は不応期に入るため，外向き電流には反応しなくなります。そのため伝導は後戻りせず，一方向のみに伝導します。

COLUMN　軸索が太いほど伝導が速い！

　実験的に軸索のある部位に局所的に電圧を加えると，その部位から軸索膜の両側に電気緊張電位が現れます。この電位は活動電位を模したものと考えられますが，刺激を加えた部位から指数関数的に減衰する形の分布をとります。このような電圧分布によって電流が外向きに流れ，膜の脱分極が起きます。軸索の伝導速度は電圧分布の広がりに比例します。軸索が太いほど電圧分布の広がりも大きく伝導速度が速くなるため，太い神経線維ほど伝導速度が速くなります。

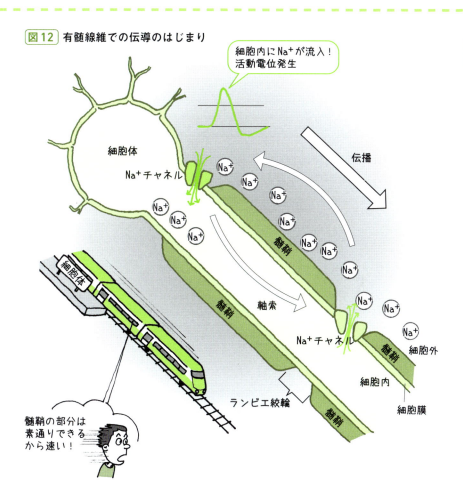

図12 有髄線維での伝導のはじまり

髄鞘による速い神経の旅

次に神経の旅が何倍も速くなる経路について,その秘密を確認しましょう。中枢神経の軸索は,オリゴデンドロサイトというグリア細胞でつくられた**ミエリン鞘(髄鞘)**という絶縁性の高い膜に包まれた線維(**有髄線維**)と包まれない線維(**無髄線維**)があります。有髄線維にはほぼ一定の間隔で髄鞘が欠損した継ぎ目になる部分があり,**ランビエ絞輪**とよばれています 図12 。髄鞘の部分は電気抵抗が高く電気容量も大きいため絶縁された状態になっていて,これに対しランビエ絞輪部にはNa^+チャネルが豊富に存在し,細胞

図13 活動電位の跳躍

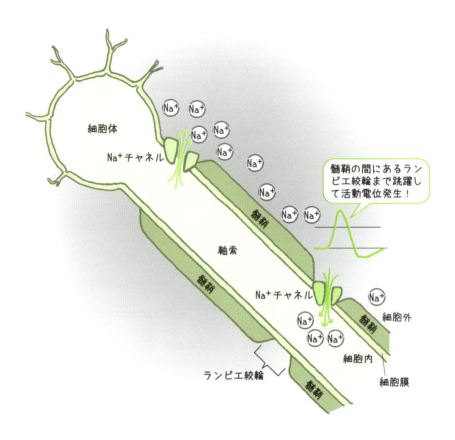

膜に対して内向きに電流が流れやすくなっています。1つのランビエ絞輪に生じた内向き電流は隣接したランビエ絞輪に外向きの電流を流し，その部位に活動電位が生じます 図12 。髄鞘は絶縁されていて電気を通さないため，活動電位はランビエ絞輪の部位だけを飛び飛びに伝導していきます（**跳躍伝導**） 図13 。そのため，有髄線維の伝導速度は数十から100m/sと速いのに対し，無髄線維の伝導速度は跳躍伝導が起こらないため数m/sです。軸索に髄鞘がある経路の旅は数倍，数十倍も速くなるわけです。

1章 神経の仕組みと神経伝達

5 シナプス伝達
～神経のちょっとややこしい乗り換え

　次にシナプスにおける乗り換えの様子を順に見ていきましょう。軸索を伝導してきた活動電位は，軸索から枝分かれした複数の軸索末端に到達します 図14 。この軸索末端はシナプスの前なので，シナプス前終末といいます。

図14 軸索の末端へ

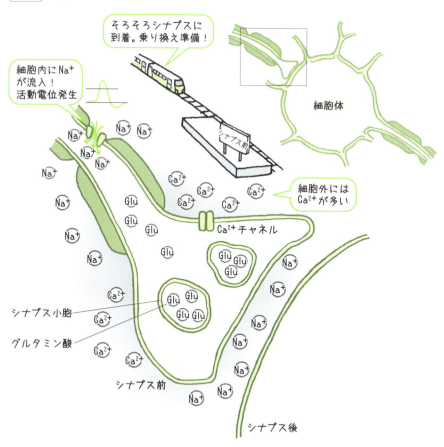

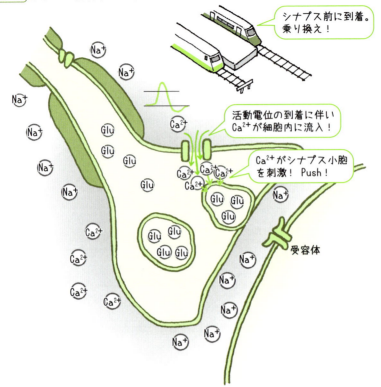

図15 シナプス前終末での乗り換えのしくみ

　前にも述べたように、電気信号はポンッと直接次の神経に乗り移るわけではありません。神経細胞同士の情報の伝達は、電気信号（活動電位）からここで化学信号（**神経伝達物質**）に置き換えられ、神経伝達物質をシナプス間隙に放出させます。細胞内外のイオンについて前述したように（p.8）、**カルシウムイオン（Ca^{2+}）** は神経細胞内よりも細胞外のほうがはるかに高い濃度で存在するため、シナプス前終末に到達した活動電位によって軸索末端の表面にある膜電位依存性Ca^{2+}チャネルが開口し、Ca^{2+}が神経細胞内に流入します 図15 。これが引き金になって、**エキソサイトーシス**により神経伝達物質の詰まった**シナプス小胞**の開口分泌が起こります。

　神経伝達物質にはシナプス後の細胞に興奮性のシナプス電位を起こす興奮性の神経伝達物質と、抑制するシナプス電位を起こす抑制性の神経伝達物質があります。前者にはグルタミン酸や神経ペプチド、後者にはγアミノ酪酸

図16 神経伝達物質の放出

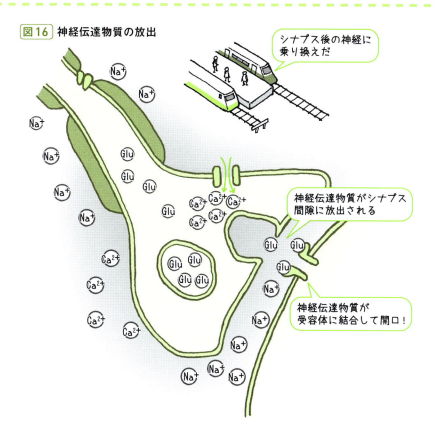

（γ-aminobutyric acid：GABA）やグリシンなどがあります。いったん放出された神経伝達物質は，細胞膜からシナプス小胞の膜が回収されるときに，一緒に取り込まれて再利用されます。神経の乗り換えといっても，いくつかのやりとりを経て行われていることがわかります。

シナプス後ニューロンの表面には神経伝達物質の受容体（リガンド依存性イオンチャネル）があります。シナプス間隙に放出された神経伝達物質が受容体と結合すると 図16 ，イオンチャネルが開きシナプス電流が起き，シナプス後膜の膜電位が変化します（**シナプス電位**）図17 。このときシナプス前ニューロンとシナプス後ニューロンにそれぞれ刺激電極，記録電極を刺入して記録すると，シナプス前ニューロンに活動電位が発生した後，約1ms後ほど遅れてシナプス後ニューロンにゆっくりとしたやや小さな電位変化（興奮性または抑制性）が記録されます。興奮性のシナプス電位を**興奮性シ**

図17 シナプス後電位の発生

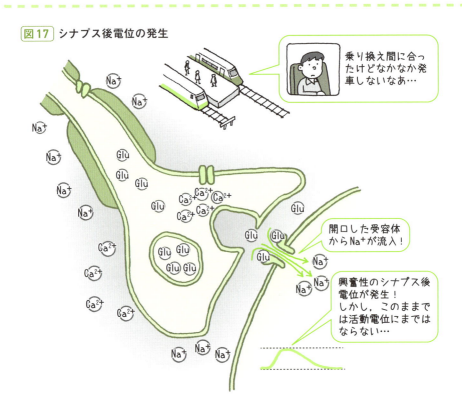

ナプス後電位 (excitatory postsynaptic potential：EPSP)，抑制性のシナプス電位を**抑制性シナプス後電位** (inhibitory postsynaptic potential：IPSP) といいます。

COLUMN　ゆっくり立ち上がるシナプス電位

　シナプス前ニューロンの活動電位が生じてから，シナプス後ニューロンのシナプス電位が生じるまでの時間をシナプス遅延（潜時）といいます。シナプス電位と活動電位はいずれも膜電位の変化ですが，シナプス電位は神経伝達物質が結合することにより生じ，電位変化は時間的にゆっくり緩やかな点が特徴です。刺激ごとに電位変化がばらつき，全か無かの法則には従いません。この違いは活動電位とシナプス電位で関与するイオンチャネルが異なることによります。

図18 EPSPの時間的加重

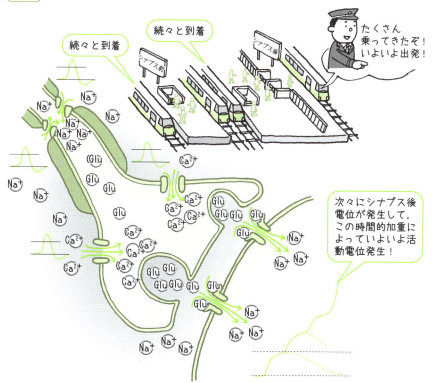

興奮性シナプス後電位（EPSP）

　EPSPの場合，Na⁺がシナプス後膜に流れ込んで内向きの電流が生じ，この部位で静止膜電位が上昇します。その一方で，軸索の起始部に集中するような外向きの電流が流れます。EPSPは小さい電位であるため単独では活動電位を発生させませんが，EPSPの加重が起こり膜電位が活動電位発生の閾値（臨界脱分極）のレベルを超えると，Na⁺チャネルの透過性が上昇してその部位から活動電位が発生します 図18 。シナプス前ニューロンを短い間隔で何回か電気で連続刺激すると，シナプス後ニューロンに連続してEPSPが生じます。これらが重畳することで膜電位が大きく脱分極します。これをEPSPの**時間的加重**といいます 図18 。神経の旅路で欠かせないシナプスでの乗り換えは，いわば混み合っているほうがうまくいくようです。

図19 EPSPの空間的加重

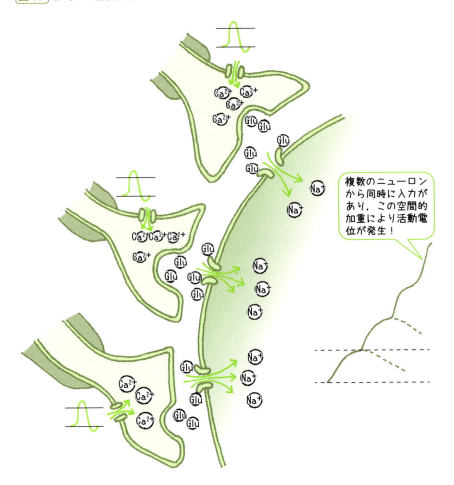

複数のニューロンから同時に入力があり，この空間的加重により活動電位が発生！

　同じシナプス後ニューロンに入力している数本の入力線維を同時に刺激すると，シナプス後ニューロンの膜電位に同様な加重が起きます。これをEPSPの**空間的加重**といいます 図19 。つまり，多くの経路から乗り入れがあるほうが，乗り換えがうまくいきます。

図20 旅を抑制するIPSP

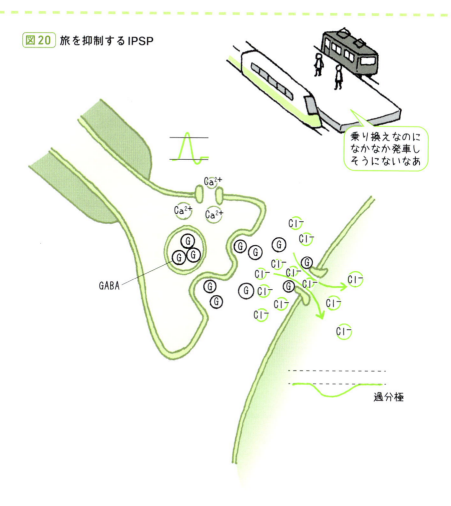

抑制性シナプス後電位（IPSP）

　これに対してIPSPの場合，シナプス後膜のクロールイオン（Cl^-）チャネルが開き，外向きの電流が流れます。膜電位は**過分極**に傾き，軸索起始部には内向きの電流が発生します。膜電位は臨界脱分極電位から遠ざかる方向になるので，**活動電位の発生は抑制**されます 図20 。神経の旅は積極的に前に進むばかりではなく抑制性の神経の経路によって，立ち止まり旅を踏みとどまらせることもあります。旅ではあまり興奮しすぎないように調整も必要ですね。

図21 乗り換えなしのギャップ結合

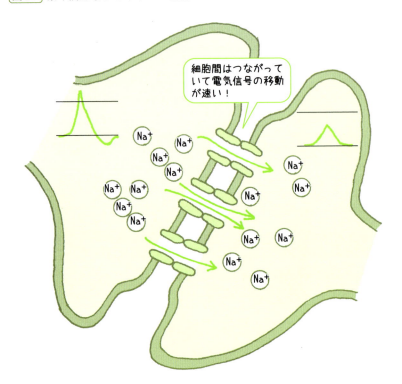

 ャップ結合

　多くのシナプスでは上記のように神経伝達物質を介する化学伝達が行われますが，純粋な電気的結合による伝達を行うシナプスもあります。これを**電気シナプス**といいます。電気シナプスでは細胞間に微細な架橋が多数存在し，両細胞が**ギャップ結合**を介して連絡しています。ギャップ結合では細胞間隙は2nmと非常に短い隙間で接し，細胞同士の電気活動は細胞外液を経ることなく素早く伝わります 図21 。神経伝達物質による乗り換えがないので，神経の旅はスムーズで速いわけですね。

1章 神経の仕組みと神経伝達

6 グリア細胞
～神経系のもう一つの舞台

　これまで神経の経路となる細胞について述べてきましたが，次にこの経路の土台となる細胞，経路を監視する細胞などについて見ていきます。中枢神経系を構成する神経細胞（ニューロン）以外の細胞を総称して**グリア細胞**（神経膠細胞）とよびます 図22 。

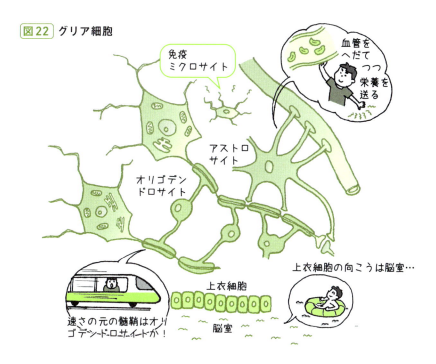

図22 グリア細胞

　かつてグリア細胞はもっぱら神経細胞の「支える」役割を果たし，脳内でもマイナーな成分と考えられてきました。しかし現在では，グリア細胞の比率は脳の全細胞の8割以上を占め，支持細胞としての役割だけでなく，脳の情報処理にも関与することが明らかにされつつあります。グリア細胞は形態や機能に応じて，大きく4つに分類されています。

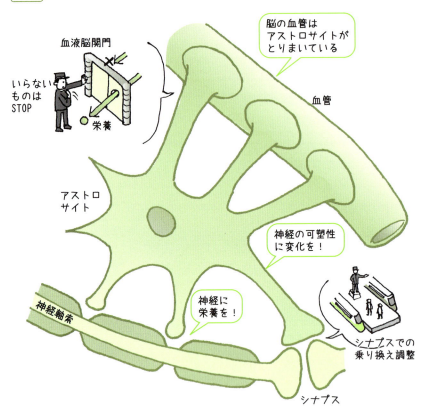

図23 アストロサイトのはたらき

ア ストロサイト（アストログリア，星状膠細胞）

　アストロサイトはニューロンの生存維持のための神経成長因子や栄養因子などの分泌，エネルギーの供給などの役割を果たします。また，小さな突起（終足）を出して血管に接触し，神経細胞と血管の間にバリアーを形成し，血液中の物質が組織内に移行するのを制限し，神経細胞を血液成分の変化から守っています（**血液脳関門**）図23。睡眠中には脳内のアストロサイトが縮んで隙間をつくり，その隙間が脳脊髄液の排水溝のような役割を果たします。これにより，脳内老廃物をリンパ液の流れのように脳の外に効率よく運び出します（glymphatic system）。

アストロサイトは神経伝達，つまりシナプスでの乗り換えにも影響を与えています。例えばアストロサイトの突起の一部は，神経細胞のシナプスを囲むように存在し，シナプス前終末とシナプス後膜の両者を囲んで，三者間でシナプスを形成しています 図23 。アストロサイト自身も神経伝達物質を放出し，放出された神経伝達物質が隣接する神経細胞の受容体を介して活動電位を誘発することもあるとされます。さらにグルタミン，ATPなどのグリア伝達物質の放出を通じてシナプス伝達を調整したり，神経の可塑性を変化させます。1つのアストロサイトは最大1mmにも及ぶ突起を出し，神経細胞外のスペースの神経伝達物質の量を調節することで，周囲数百μmに存在するシナプスやニューロンに広範囲に影響を及ぼす可能性も考えられています。ニューロンがシナプスを介した精密で素早い，いわばデジタル信号のような情報処理を行うのに対して，アナログ信号として広範囲の脳を広く調整する機能があることが示唆されています。

オ リゴデンドロサイト（オリゴデンドログリア，希突起膠細胞）

白質のグリアはオリゴデンドロサイトが75％を占めます。中枢神経系のニューロンの軸索に突起を伸ばして巻きつくことで神経の**髄鞘**を形成する役割をもっています 図22 （末梢神経で髄鞘を形成するのはシュワン細胞）。

COLUMN glymphatic system

ボストン大学の研究チームは，アルツハイマー病の原因の一つであるβアミロイドなども，このglymphatic systemを通じて睡眠中に脳内から除去されることを明らかにしました。逆に，睡眠不足がアルツハイマー病になりやすい，といわれるのはこのシステムがうまく働いていないことと関係がある可能性があります。

ミクログリア（小膠細胞）

　ミクログリアは白質，灰白質に散在する中枢系の**免疫**担当細胞です 図22 。マクロファージと似た由来の細胞であり貪食能を有しています。中枢神経の損傷や感染部位に集積し，神経細胞の修復や貪食による脳内の不要物質の除去などに関わっています。脳内の神経細胞をつなぐシナプスのうち不必要なものをグリア細胞が食べることで，シナプスの刈り込み，除去にも関与しているとされています。

上衣細胞

　上衣細胞は脳室および脊髄中心管など脳脊髄液に満たされている脳室系の壁の表面を覆い，立方柱状の上皮組織を形成しています 図22 。詳細な機能は不明ですが，繊毛を有しており，脳脊髄液の循環などに関与していると考えられています。

2章

末梢神経

2章 末梢神経

1 末梢神経の仕組み

　末梢神経は感覚神経が末梢の組織からの感覚情報を脳（大脳，小脳，脳幹や脊髄）に伝えるのに対し（**求心性線維**），運動神経は脳からの運動指令を末梢の組織に伝える経路になっています（**遠心性線維**）図1。

図1　末梢神経の行く旅，帰る旅

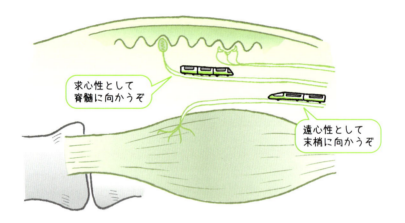

　つまり，末梢神経の経路にも行きと帰りがあります。末梢神経の遠心性の線維は脊髄の前根から脊髄を出ていき，一方求心性の線維は後根から脊髄に入っていきます。末梢に向かって経路をたどると，前根と後根が合わさって脊髄神経になり，それが末梢に向かうにつれて各神経に分かれていきます。1つの神経には運動神経と感覚神経が両方含まれているものが多いですが，運動神経，感覚神経のみからなる神経もあります。末梢神経には体性神経の他に自律神経（遠心性，求心性線維）の成分も含まれますが，これは自律神経の章で後述します。

図2 デルマトームと神経の経路

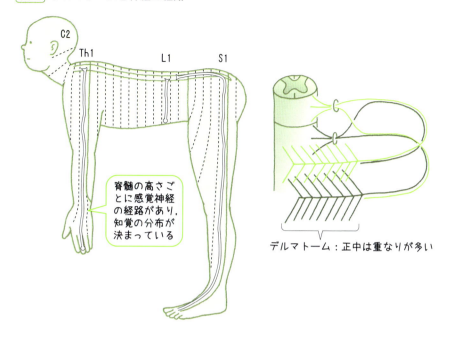

脊髄の高さごとに感覚神経の経路があり，知覚の分布が決まっている

デルマトーム：正中は重なりが多い

　一髄節の支配する知覚分布には一定の範囲があり，**皮膚分節**（dermatome, Head帯）とよびます（図2，感覚路の項を参照）。つまりこの皮膚分節ごとに感覚神経の出発点が異なっています。左右の後根はそれぞれ体の左右の皮膚に分布しますが，知覚範囲の分布は正中に近いところでは少し重なりがあります 図2 。

　運動神経線維の場合，脊髄の前角にある運動ニューロン（細胞体），脳幹や脊髄にある中間質外側核にある自律神経の節前線維に活動電位が生じるので（p.83参照），ここから末梢に向けて信号（運動指令）を伝えます。軸索を伝導する神経信号，すなわち活動電位はシナプス前終末に到達し，軸索から枝分かれした複数の軸索末端に到達します。逆に，感覚神経線維は末梢の感覚受容器で生じた活動電位が，中枢に向かって信号（感覚情報）を伝えます 図1 。感覚神経の細胞体は，実際は後根神経節に存在し，これが末梢および中枢に向かって枝を出しています。

図3 軸索の本来の姿

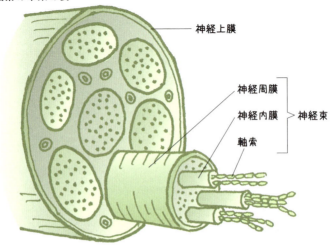

　神経の経路がいったいどのようにつくられているのか見ていきましょう。1つの神経は多数の神経線維と結合組織からなります。神経線維は一つ一つの神経細胞が出している軸索に相当しますが，1つの神経にはその太さに応じて千から数千の神経軸索が含まれ束をなしています 図3 。本書では，神経の経路を1本で表していますが，実際にはものすごい数の経路が束になっています。

　神経線維の軸索は1本または数本の軸索でグループをなし，その周囲を**シュワン細胞**が取り囲んでいます。シュワン細胞は1枚の基底膜によってさらに外側を囲まれ，細長い円柱構造をなします。一つ一つの神経線維とその周りのシュワン細胞は神経内膜という膜に囲まれています。束になった神経線維を取り囲んでいるのが神経周膜，さらに太い神経ではこれらの束がさらにより集まって神経上膜に囲まれています。これらの結合組織は機械的な圧迫や神経を障害する因子から神経を保護する働きをするだけでなく，神経を栄養する血管も含んでいます。神経の旅にも血管の栄養は欠かせません。

　例えば，腓骨神経と筋皮神経では，断面積 1mm^2 当たり7,000〜10,000本の有髄線維からなります。髄鞘を含む神経線維の径は1〜16μmで，その分布は二峰性の分布を示し7μm未満の有髄線維が全体の3分の2弱を占めます 図3 。

2章 末梢神経

2 軸索と髄鞘
〜有髄神経，無髄神経の違い

神経線維にはシュワン細胞でつくられた**髄鞘**（myelin sheath，ミエリン鞘）という絶縁性の高い膜に包まれた線維（**有髄線維**）と，髄鞘には包まれない，もしくは髄鞘が乏しい線維（**無髄線維**）があります 図4 。

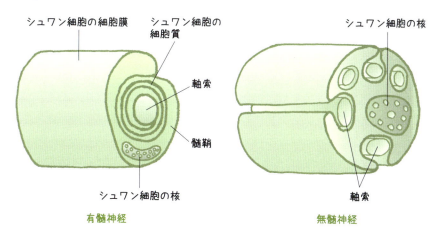

図4 **有髄線維と無髄線維**

有髄線維ではシュワン細胞が1本の軸索のみを包んでいます。断面図でみると軸索を取り囲んで髄鞘が幾重にも渦を巻くように取り囲んでいます。長軸方向でみると髄鞘には分節（セグメント）があり，1〜2mmごとに狭くなっている部位があり，この部位をランビエ絞輪とよびます（p.17図12参照）。この絞輪の間隔は通常同じ線維では同程度ですが，線維の直径が大きくなるにつれてその間隔は長くなります（0.2〜1.8mm）。最も太い軸索は最も厚い髄鞘に囲まれています。他方，髄鞘を欠く無髄線維では，断面をみるとシュワン細胞は1〜12本の径の小さい軸索を包んでおり，軸索は細胞質膜の窪みに入り込んでいる形になっています。

2章 末梢神経

3 神経軸索の速い旅,遅い旅

運動神経も感覚神経の軸索も,末梢から中枢,中枢から末梢両方向にインパルスを伝導することができます。しかし実際には,神経線維の径が太く,従って髄鞘が厚いほど,伝導速度が速いです 表1 。神経の旅は髄鞘の厚さによってスピードが変わるのですね。

表1 神経線維の種類

線維の タイプ	感覚神経	機能	受容器,神経線維	直径(μm)	伝導速度 (m/s)	有髄/ 無髄
Aα	Ia, Ib	運動神経,意識されない深部感覚(固有知覚)	筋紡錘,ゴルジ腱器官,運動神経	12〜20	70〜120	有髄
Aβ	Ⅱ	触圧覚,固有知覚	機械受容器(メルケル触盤,マイスナー小体,パチニ小体,毛包受容体)	5〜12	30〜100	
Aγ	遠心性 (運動神経)	運動ニューロンから神経線維への出力	紡錘筋線維 (遠心性)	3〜6	15〜30	
Aδ	Ⅲ	温痛覚,触覚の一部	自由神経終末	2〜5	12〜30	
B			自由神経終末,自律神経節前線維	1〜3	3〜15	
C	Ⅳ	温痛覚	自由神経終末,自律神経節後線維	0.3〜1.3	0.2〜2	無髄

神経線維は,髄鞘の厚さ,伝導速度によりさまざまな種類に分類されています。最も速い線維はⅠ線維(Ⅰa,Ⅰb線維,Aα線維)とよばれ,筋紡錘やゴルジ腱器官などから始まる神経線維で,直径は約10〜20μmで伝導速度は70〜120m/sです。1秒で120mも進むので,実際は本書で描いているような電車よりももっと速いのです。120m/sを時速に換算すると432km/hなので,新幹線の約300km/hよりも速いですね。次いでⅡ線維(Aβ線維およびγ線維)の伝導速度が速く,触覚盤など触圧覚受容器より始まる神経や錘内筋線維への遠心性線維で,直径は約5〜12μmで伝導速度は30〜70m/sです。Ⅲ線維(Aδ線維)は径は約2〜5μmで,伝導速度は12〜30m/sで鋭く速い痛覚,温痛覚,圧覚の一部を伝えます。ここまでは有髄線維です。Ⅳ線維(C線維)は無髄線維で,径が約0.2〜1μm,伝導速度は0.5〜2m/sで温覚,遅い痛覚,粗大な触覚,かゆみを伝えます。

2章 末梢神経

4 神経から筋へ：神経筋接合部

　末梢の運動神経においては，運動ニューロンに伝えられた刺激が軸索を遠心性に神経終末部まで伝わると，その末端は**神経筋接合部**を通じて収縮の指令を伝え，筋の収縮が起こります 図5 。運動神経の旅はここで最終目的地に到着します。

図5　神経筋接合部に至る経路

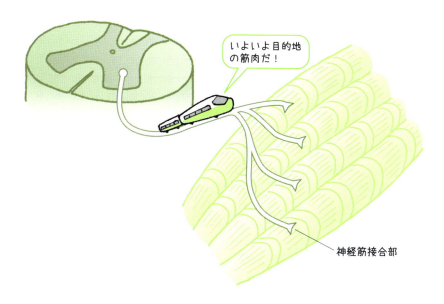

　有髄の運動神経の軸索は，標的筋に到達すると髄鞘を失い100〜200に枝分かれします。これらが筋に入っていくと，神経筋接合部のシナプス後部である筋の運動終板と対置します。神経末端が筋に接合する，この筋の収縮のスイッチに相当する場所を神経筋接合部とよびます 図5 。

図6 神経筋接合部での伝達

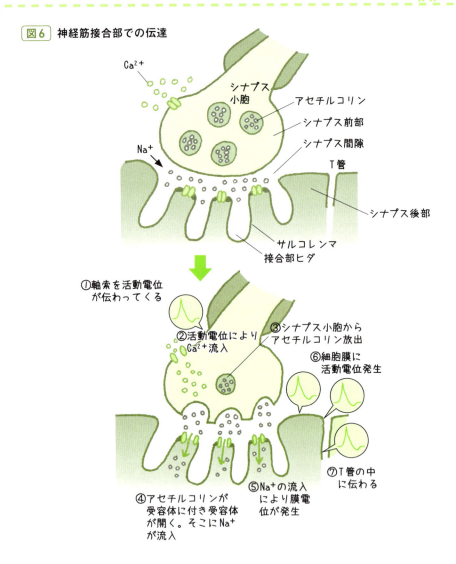

　神経筋接合部の構造は，**シナプス前部**（神経終末），**シナプス後部**（運動終板）と，これらの間の領域（**シナプス間隙**）の3つの部分に分けられます 図6 。神経終末（または終末ブートン）の膜には，アクティブゾーン（活性帯）とよばれる膜肥厚領域があります。他方，筋肉側の運動終板は筋形質膜（サルコレンマ）の厚くなった部分であり，折り畳まれて接合部ヒダという構造をなしています。神経終末は運動終板を貫通せず，接合部ヒダに収まっています。

神経終末と筋肉の終板の間の空間はシナプス間隙／接合部間隙とよばれ，約50nmの距離で近接しています。伝達するところでは少しだけ隙間が空いていて，このすき間でのやりとりは複雑です。ただ，1章ですでにシナプスでの乗り換えをみてきていますので，それほど恐れることはありません。

筋への到着

　電気信号はこの間隙を超えることができず，シナプスの情報伝達はアセチルコリンの放出によります。この乗り換えのしくみは入り組んでいるので，図6 を見ながら整理しましょう。神経末端に存在するシナプス小胞は細胞膜と同様の膜成分をもつ球状の構造で，伝達物質である**アセチルコリン**を約5,000〜10,000分子含んでいます。軸索を伝導する神経信号（活動電位）が神経末端に到達すると，神経末端の膜にある膜電位依存性Ca^{2+}チャネルが開いて細胞外のCa^{2+}が神経末端に流入します（神経細胞内よりも細胞外のほうが1万倍程度の高い濃度でCa^{2+}が存在するため）。神経終末内部のCa^{2+}濃度が上昇すると，これが引き金になって**シナプス小胞**が神経終末膜に向かって移動し，活性帯と融合・ドッキングします。するとシナプス小胞の中身のアセチルコリンがシナプス間隙に放出されます（**エキソサイトーシス**，開口分泌）。運動終板の接合部ヒダの上部に集中しているニコチン性アセチルコリン受容体に結合すると，活動電位が発生し，Ca^{2+}が細胞内に流れ込むことで，筋線維の中の収縮タンパクがスライドして筋の収縮が起こります（p.41コラム参照）。

　なお，神経筋接合部のシナプス間隙には**アセチルコリンエステラーゼ**という酵素が存在し，放出されたアセチルコリンをコリンと酢酸に分解します。この酵素は，アセチルコリンがシナプス間隙に長く残ってそのシナプス後受容体への作用が長引かないようにしています。

2章 末梢神経

5 神経の旅の先で筋の収縮

　神経末端からアセチルコリンが放出され，運動終板にある**筋細胞膜（筋鞘）**の**アセチルコリン受容体**に結合すると，細胞膜が興奮し，終板に終板電位という微弱な電位が生じます。次いで終板の周囲に多数存在するNa⁺チャネルが開き，細胞外液から筋膜へのNa⁺が大量に流入し，シナプス後膜電位を－90mVから－45mVに変化させ，これによって活動電位が筋の細胞膜（筋鞘）で発生します。興奮が筋細胞膜に広がるとともに隣り合うNa⁺チャネルが次々に活性化されます 図7 。こうして筋収縮に向けて伝導が伝わっていきます。筋の収縮が行われるしくみをコラムでみてみましょう。

図7 筋収縮

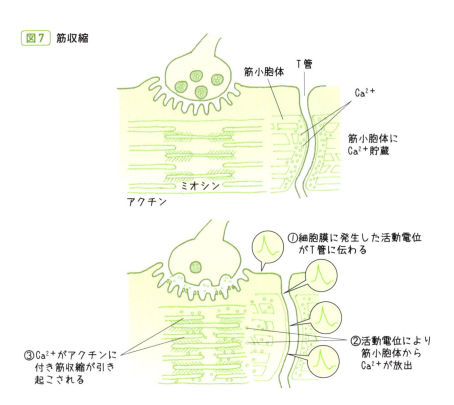

COLUMN

筋の収縮

活動電位は筋線維の中に管状に入り込んでいる**横行小管（T管）**を通じて細胞内に伝わっていきます　図7　。T管はその両側に網目状に筋原線維を取り囲む**筋小胞体**がつながっており，活動電位はT管と筋小胞体を通じて細胞内に広がっていきます。T管系が活動電位を受けて活性化すると，筋小胞体の膜に連結しているリアノジン受容体とよばれるCa^{2+}チャネルが開口し，筋小胞体に蓄えられていたCa^{2+}が筋細胞中に放出されます。これにより筋細胞内のCa^{2+}濃度が急激に上昇すると，これが引き金になって筋の収縮が開始されます。

筋肉は筋線維が束になって構成されていますが，一つ一つの筋線維はさらに筋原線維という細い線維が束をなして構成されています。筋原線維には**サルコメア**（筋節）とよばれる構造が連続し，そのサルコメアを形成するのが径の太い**ミオシン**と径の細い**アクチン**です。筋肉が弛緩している状態では，この2つのフィラメントは端の部分だけが重なり，アクチン，ミオシン，アクチンというように連なって筋線維を形作っています。アクチンとミオシンの2つのフィラメントの束は，ミオシン頭部を連絡橋にして結びついています　図8　。筋小胞体から放出されたCa^{2+}が作用すると，2つの筋線維に変化が生じ，アクチンフィラメントの上の**トロポニン**にCa^{2+}が結合します。するとトロポニンの分子構造が変化し，アクチンフィラメント上にはそれまで隠れていたミオシン結合部位が露出するようになります。今度は，ミオシンフィラメント端にあるミオシン頭部がミオシン結合部位に結合します。ミオシン頭部はATPを分解してエネルギーをつくり出し，結合した状態で首振り運動を行います。するとアクチンフィラメントがミオシンフィラメントの間に滑り込み，2つのフィラメントの重なりが大きくなります。このようにしてCa^{2+}の刺激で，ミオシンがアクチンをグイッとたぐり寄せる形になり，筋の収縮が起こります（この一連のプロセスを興奮収縮連関といいます）。

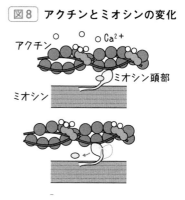

図8　**アクチンとミオシンの変化**

2章 末梢神経

6 皮膚の感覚を神経の信号に変換する

　感覚神経では，感覚受容器に加わった刺激が神経の信号に変換され，これが感覚神経を求心性に伝わり末梢から中枢（脳）へと伝えられます。5章の感覚路で詳しくたどりますが，ここから神経の旅が始まります。**表在（感）覚**は皮膚表面など身体表面近くからの感覚です。これに対し筋や腱などの深部の組織にある受容器は，**深部感覚**からの身体の感覚として，筋や腱の緊張度，張力などを感受します。これらの感覚は意識にのぼらないことも多いです（p.100感覚路参照）。

　各感覚受容器にはそれぞれに適した刺激があり，**機械受容器**（接触，圧力），**温度受容器**（温冷覚），**侵害受容器**（疼痛）などがあります。感覚受容器の形態には，大きく分けて自由神経終末と被包終末器官があります。自由神経終末は神経の軸索が枝分かれした末端で表皮細胞の隙間に分布しますが，一部は以下に述べるメルケル円盤などの間にも分布しています。

図9 機械受容器に生じる活動電位

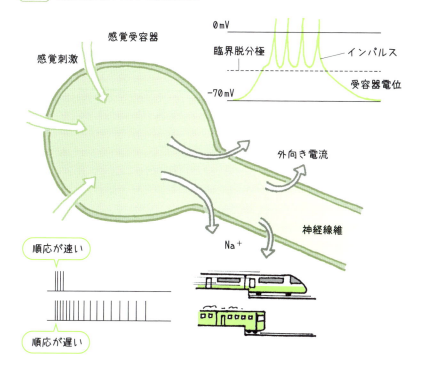

　神経の旅に出るために,外からの刺激を電気信号に変える必要があります。基本は細胞膜内外のイオン濃度の違いで,膜内外でのイオンの移動が電気を生み出します。機械受容器には,機械的な刺激により細胞膜が伸展すると開口するチャネルがあります。受容器における電位（**受容器電位**）は,Na^+の透過性が高まることにより生じます 図9 。活動電位と異なり,受容器電位は刺激の強さに応じて振幅が変化する,刺激の振幅の加重が起きる,という特徴があります。閾値を超えると**活動電位**が生じ,**感覚神経**の経路を信号が伝わりますが,自由神経終末以外は閾値が低く,活動電位が生じやすく,有髄線維に入力するので伝導が速いです。刺激が持続的に加わると,受容器電位は小さくなりインパルスを生じなくなり,これを**順応**といいますが,順応が速い受容器と遅い受容器があります。

2章 末梢神経

7 末梢の感覚器と末梢神経

温 痛覚

自由神経終末は細胞を損傷するような刺激，痛覚や温度刺激を伝えます。温冷覚の求心線維はⅡ群線維，Aδ線維です。痛覚の求心線維は速い痛覚（鋭い痛み）については比較的径が細くAδ線維，遅い痛み（鈍い痛み）については無髄線維のC線維です 図10 。痛みの神経の旅は運動神経などに比べると意外にも遅いのです。強度の温冷刺激では痛覚受容器も刺激されます。

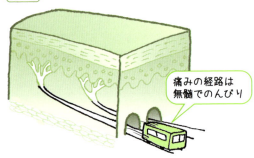

図10 自由神経終末

痛みの経路は無髄でのんびり

粗 大触圧覚

マイスナー小体は滑らかで毛のない皮膚の浅い部分，指，手掌，足底の表皮のすぐ下にあり，ヒトでは手の感覚受容器の約40％を占めます。この感覚受容器は，シュワン細胞の数枚

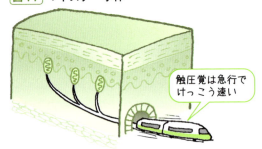

図11 マイスナー小体

触圧覚は急行でけっこう速い

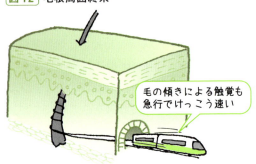

図12 毛根周囲終末

毛の傾きによる触覚も急行でけっこう速い

の薄板からなる結合組織の被膜に包まれる細長い形状をもち，手の表皮の基底層の膠原線維（コラーゲン）とつながっています。感触のある物体が皮膚上を移動する際に生じる50Hzの比較的低周波の振動の情報を伝達するため，表皮のわずかな変形を感知できます。中心部には1本以上の求心性神経線維があり，求心線維はAβ線維など比較的速い線維です 図11 。

毛根周囲終末は毛のあるところに存在し，神経終末が無髄となった後，毛幹を取り囲むように分布します。毛幹の傾きを感受することで触覚を伝えます 図12 。

識別性触圧覚

順応性の速い皮膚機械受容器として**ファーター・パチニ小体**があります。パチニ小体は真皮から皮下組織，靭帯，関節周囲の深層，さらに深部では腸間膜や腸管内膜に存在し，手指の皮膚受容器の10～15％を占めます。被包性終末でタマネギのような被膜をもち，この被膜の内側には薄板があり，外側の薄板とは液体で満たされた空間で隔てられています。中心には適応の速い求心性軸索があり，一過性の300Hz前後の高周波の振動により活性化されます。刺激に急速に順応するため，組織の圧の変化，機械的刺激の動的性質，振動やくすぐったさなどを伝えます 図13 。

順応の遅い皮膚機械受容器には，ルフィニ小体とメルケル円盤（メルケル触覚盤）があります。**ルフィニ小体**は細長い紡錘形をしており，皮膚や靭帯，

図13 パチニ小体

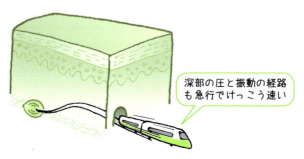

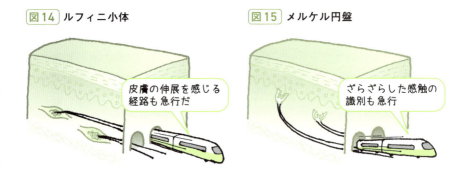

図14 ルフィニ小体　　図15 メルケル円盤

皮膚の伸展を感じる経路も急行だ

ざらざらした感触の識別も急行

　腱の深部，関節包に存在し，ヒトの手指にある機械受容器の約20％を占めます 図14 。紡錘形の被膜の方向は皮膚が伸展される伸展線と平行なため，指や四肢の動きによって生じる皮膚の伸展を感知するとされています。

　メルケル円盤は表皮に分布し，真皮隆起の下にある皮膚乳頭とそろった配列を示します。手の機械受容器の25％を占めるだけでなく，口唇，外性器にも分布します 図15 。その神経線維は末端で円盤状に拡大し，神経末端を調節するペプチドを放出する小胞を含む，別の特殊な細胞に密着しています。メルケル円盤は形やエッジ，ざらざらした感触の識別に関わるとされます。触圧覚は有髄線維（Aβ線維）により中枢に伝達されます。

固有感覚

　筋紡錘，ゴルジ腱器官，関節包の機械受容器を固有受容器とよびます。腱や筋の張力，緊張度を感受する受容体で，求心性線維はAβ，Aα線維など伝導の速い有髄線維です（p.155 図4 参照）。

内臓感覚

　内臓壁の伸展や平滑筋の収縮によっても機械受容器が刺激されます。内臓痛は鈍痛で広い範囲の痛みとして感じられます。求心線維は無髄のⅣ線維であり，これらは自律神経である迷走神経，交感神経などの求心性線維として脳に到達します（p.273参照）。

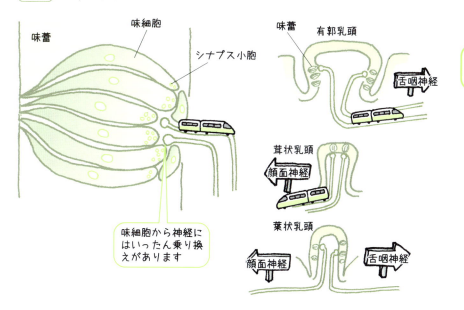

図16 味蕾，舌乳頭

舌 の味覚器

皮膚感覚とは異なり，味覚に関与する感覚受容体もあります 図16 。

食べ物の化学成分は，口腔内で舌表面の舌乳頭にある味蕾という味覚細胞の受容体と相互作用します。人間の舌と消化管上部には約400〜10,000個の味蕾があり，それぞれの味蕾は30〜100個の味細胞（感覚受容細胞），支持細胞と数個の基底細胞からなります。味蕾のうち約75％は舌背にあり，最も密度が高い（約30/cm^2）のは舌先端部です。味蕾はその名のとおり蕾ないしキノコのような構造をしていますが，有郭乳頭，茸状乳頭，葉状乳頭の3種の乳頭に分布しています。

味蕾の頂上には味孔があり，そこを介して味細胞の微絨毛を刺激すると，脱分極が起き，神経線維に求心性インパルスが生じます。味覚物質は主に不揮発性の親水性分子であり，NaClなどの塩類，グルタミン酸などの必須アミノ酸，グルコースなどの糖類，クエン酸などの酸類などを含みます。苦味のある分子には，アトロピン，キニーネ，ストリキニーネなどの植物性アルカロイドがあり，これらは有毒である場合があります。口から体性感覚受容

図17 舌からの神経の旅

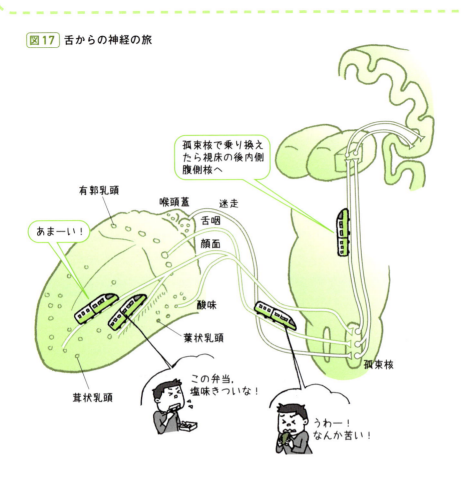

体を介して，顔面神経やその他の脳神経から視床，体性感覚野へとつづく経路をたどります 図17 。舌の部位によって味を感じる閾値は異なります。舌の先端は甘味に最も反応し，これらの化合物は快感をもたらすため，この領域からの情報は，口の動き，唾液分泌，インスリン分泌，嚥下などの摂食行動を活性化します。舌の化学的刺激は，まず茸状乳頭の受容体を刺激し，次に葉状乳頭と有郭乳頭の受容体を刺激します。その後，味物質は咽頭，喉頭，食道上部に散在する味蕾を刺激します。味蕾の味覚情報は，舌の前3分の2の茸状乳頭の味細胞からは顔面神経（Ⅶ）の鼓索枝，舌の後ろの味覚は舌咽神経（Ⅸ），迷走神経（Ⅹ）などの脳神経によって中枢神経に伝えられます。

COLUMN　末梢神経が障害されると何が起きるか．

末梢神経障害には，運動神経，感覚神経，自律神経を主として障害する場合があります．運動神経がおかされると，手や足に筋力低下やその神経が入力している筋の萎縮が起こります．感覚神経がおかされた場合には，ジンジンとしたしびれや異常感覚，感覚低下，自発痛をきたします．診察上は振動覚が低下し，腱反射が低下することもあります．自律神経が障害された場合には，起立性低血圧やインポテンス，消化管の運動障害など自律神経の症状が出現します．1つの神経には運動神経・感覚神経がともに含まれていることが多く，運動症状，感覚症状がさまざまな組み合わせで生じることがよくあります．

障害の分布によっても症状は異なり，単一の神経が障害される単神経障害，単神経障害が多発する多発性単神経障害（多発性単ニューロパチー），複数の神経が左右対称におかされる多発神経障害（多発ニューロパチー）があります．最も多い多発ニューロパチーでは，長い神経の末端のほうから障害されやすいため，一般に手袋靴下（glove and stocking）型といわれる感覚障害がみられ，運動神経も特に四肢の遠位部がより強く障害されます．膠原病・血管炎などの炎症による場合には局所が障害され，多発性単神経障害，単神経障害などが起こります．

末梢神経障害は，主として髄鞘がおかされる脱髄型と，軸索が主として障害され軸索の数が減少する軸索型の2つのタイプがあります．脱髄型では軸索は比較的温存されたまま髄鞘が破壊され，有髄線維に沿って規則正しく分布した髄鞘のセグメント（分節）がおかされます 図18 ．髄鞘が障害されると跳躍伝導がうまくいかず，神経伝導速度が低下したり，局所的に伝導が起こらなくなる伝

図18　末梢神経の障害

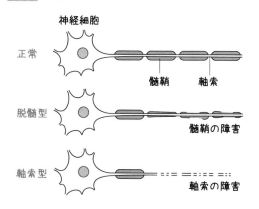

導ブロックという状態になります。軸索型では神経の伝導速度は低下しませんが、感覚神経を刺激して得られる活動電位の振幅が低下したり、運動神経を電気刺激して得られる筋電図反応の振幅が低下します。

軸索が途中から切れると、それより末梢の軸索が消失するワーラー変性が起きることがあります。病勢がおさまって再生が起こる場合、切断部の近位に位置する軸索から再生した神経軸索1本につき2～5本が枝分かれしてきます。一方、軸索が障害された場合も再生が起こりますが、分節性脱髄と再髄化が繰り返されると、軸索の周囲に髄鞘が同心円状に渦を巻くように再生が起こります。

COLUMN
神経筋接合部が障害されると何が起きるか。

重症筋無力症

重症筋無力症は神経筋接合部が障害され、神経から筋への神経伝達が悪くなるために眼や顔面・手足の筋力低下と易疲労性をきたす疾患です。眼瞼下垂、複視などの眼のまわりの筋の症状などで初発することが多く、頸筋の筋力低下のため、首下がりをきたすこともあります。

発症には自己免疫性の機序が考えられており、重症筋無力症では約80％の症例で、血中に神経筋接合部のアセチルコリン（Ach）受容体に対する抗体（抗アセチルコリン受容体抗体）が検出されます。この抗体がAchと競合したり神経筋接合部を壊したりして、神経末端からAchが放出されても、Ach受容体抗体と結合して働くことができなくなり、終板電位の発生と筋収縮が妨げられます。重症筋無力症では免疫系の発達に関わる胸腺の異常を認めることも多いですが、これによりリンパ球など免疫機能の異常が起こり、自分の身体を攻撃する抗体が産生されるようになると考えられます。特に外眼筋などではAch受容体の密度が低いため、症状が出やすいとされます。

易疲労性が出やすく、夕方になると症状が強くなる日内変動を特徴的としますが、これはシナプス前神経末端からのAchが枯渇するためと思われます。Ach受容体抗体と競合するのに十分でなくなるにつれて、症状が強くなります。休息により症状が改善したり、アセチルコリンエステラーゼ阻害薬であるエドロホニウムを静脈注射すると、神経筋接合部におけるアセチルコリンの分解が抑制され、眼瞼下垂、脱力などの症状の改善を認めます。

3章

脳と脊髄の
基本的な仕組み

3章 脳と脊髄の基本的な仕組み

1 旅の舞台：脳の構造と機能をめぐろう

　神経の旅に出かける前に，その舞台となる脳や神経についてザッと見わたしてみましょう。脳と脊髄は，合わせて中枢神経系とよびます。脊髄も中枢神経なのですね。脳は大脳（終脳），脳幹，小脳，脊髄に分けられ，大脳は左右の大脳半球に分かれています。脳幹の下方に小脳があり，脳幹部は脳の下を支える形になっています 図1 。これら全体が頭蓋骨から脊柱骨（脊柱管）の中に収まっています。

図1 中枢神経系

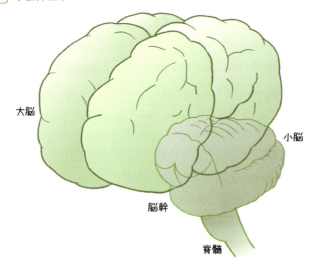

　脳には神経細胞が多く集まった部分と，神経細胞から出た神経線維（軸索）が主に通る部分があります。断面を肉眼で観察すると，神経細胞の多い部分は色が濃く灰色がかって見えることから灰白質とよばれ，これに対し神経線維の多い部分は白く見え，白質とよばれます。白質の中には，「島」状に神経細胞が集団をなしている部分（灰白質）があり神経核といいます。

3章 脳と脊髄の基本的な仕組み

2 大脳皮質
～神経細胞が集まる大脳の最表層

　大脳半球を断面で見ると，最表層にある大脳皮質（灰白質）とその下の大脳白質に分かれます。大脳皮質は1〜3.5mmの厚さがあり，大脳表面は**脳回**とよばれる盛り上がりと溝（**脳溝**）からなり，広げるとヒトの大脳の表面積は約2,500cm^{2}の面積になるとされます。これはA4用紙4枚分の大きさです。しわをたくさんつくって折りたたまれているわけですね。前頭葉，頭頂葉，側頭葉，後頭葉の脳葉に加えて，大脳の底面や内側に位置する大脳辺縁系があります 図2 。**中心溝**という溝を境にして，その前方が前頭葉，後方には他の脳葉が分布します。外側には**外側溝**（シルビウス溝）があり，これが前頭葉と頭頂葉・側頭葉との境界になり，また頭頂葉と側頭葉は頭頂後頭溝と前後頭切痕によって分けられます。

図2　大脳皮質の脳回と脳溝

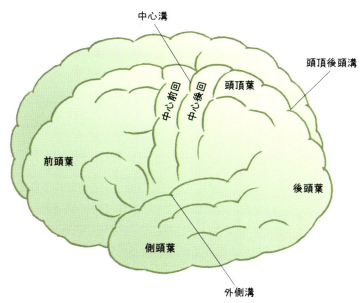

図3 大脳皮質のブロードマンエリア

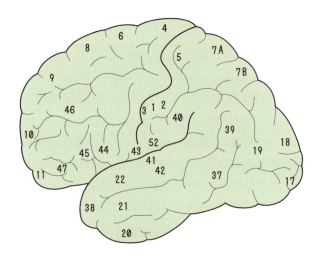

　大脳皮質はどの場所も均一というわけではなく，領域ごとに異なる特徴をもちます。20世紀初頭にドイツのコルビニアン・ブロードマンは大脳皮質を50以上の領域に分け，それぞれに番号を付けて分類しました。大脳の表面は働きごとに分けられていますので，神経の旅も多彩になりますね。ブロードマン4，6野は主に**前頭葉**にあり，身体の運動制御のための情報処理を行う領野です。1〜3，5，7野は**頭頂葉**，22，41，42野は**側頭葉**にあり，多くは感覚領野として視覚や聴覚，体性感覚などの情報処理を行います。17〜19野は**後頭葉**の視覚領野であり，主に視覚情報の初期の受容とそれに続く情報処理を行います 図3 。

　大脳新皮質は細胞構築的に表層から分子層，外顆粒細胞層，外錐体細胞層，内顆粒細胞層，内錐体細胞層，多形細胞層という6層構造からなります 図4 。層構造と生理学的機能は領域ごとに違い，他の領域との線維連絡のパターンも異なります。例えば，**体性感覚野**は第4層の内顆粒層が発達し（顆粒皮質），主に視床などからの入力を受け取る皮質です。一方，**一次運動野**

図4 大脳皮質の6層構造

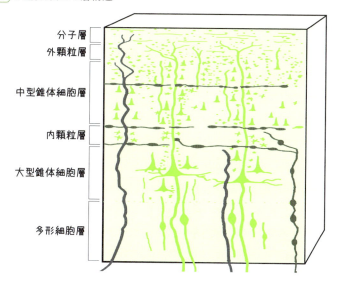

や**運動前野**などの運動皮質では内顆粒層の発達が悪く（無顆粒皮質），脊髄などへ投射する線維を出す**錐体細胞**を含む第5層の内錐体層が発達し出力に特化しています。**連合野**は1〜6層がほぼ均等に存在し同型皮質とよばれます。2, 3層の小型の錐体細胞は皮質-皮質間の連絡を行います。

　新皮質に対して古皮質・旧皮質は脳の進化的に古く，**大脳辺縁系**の一部を構成します。古皮質には情動の処理や記憶形成に関わる海馬などが含まれ，3〜4層の単純な構造をもちます。旧皮質には大脳半球の腹側にあり，記憶の形成や嗅覚情報処理などに関わる海馬回や海馬傍回（傍海馬，梨状野，嗅球，嗅結節など）があり，3〜5層の構造をもちます。

　より微細なレベルでは，似た性質をもつ1万から10万個の神経細胞が集まり直径約0.5mmのコラムとよばれる円柱状の構造を形成します。各コラムは皮質表面から白質まで垂直方向に伸び，神経細胞同士が連絡して1つの機能単位を形成しています。

3章 脳と脊髄の基本的な仕組み

3 大脳白質
～神経細胞から出る神経線維の通り道

　大脳白質は上行・下行する，あるいは脳の領域同士を連絡する多数の**神経線維（軸索）**の経路です。神経線維がまとまった束を形成する部位として，大脳皮質の直下に放射状・扇状に広がる**放線冠**があります 図5 。また，大脳基底核と視床のレベルでは，運動神経線維が下行したり，感覚神経線維が上行する通り道である**内包**（**前脚**と**後脚**）があります。この他に，前後の大脳領域をつなぐ上 縦 束や下縦束，左半球の側頭葉と前頭葉の言語領域をつなぐ鉤 状 束があります。両大脳半球を広く連絡する線維には**脳梁**があります。前交連は，前部が両半球の嗅脳をつなぎ，後部が両側の海馬傍回および隣接する側頭葉を連絡します。さらに，脳回同士をつなぐ局所的な連絡線維もあります。大脳皮質の内側は神経の旅の経路が所狭しと行き交っています。

図5 さまざまな軸索の経路

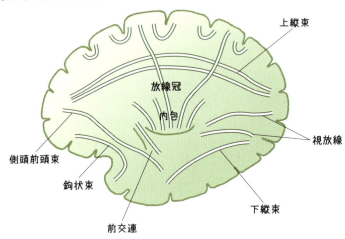

3章 脳と脊髄の基本的な仕組み

4 大脳基底核の仕組み

　大脳基底核は，尾状核，被殻，淡蒼球，黒質，視床下核など，皮質下の大脳白質の間にある神経細胞の集団で，両半球にそれぞれ1つずつあります 図6 。**線条体**（レンズ核）は皮質下にあり，レンズのような形状をしています。線条体は腹側線条体と背側線条体に分かれ，背側線条体は**尾状核**，**被殻**からなり，腹側線条体には尾状核頭と被殻前部が透明中隔の外側で接する場所に側坐核，嗅結節などがあります。線条体の内側に位置する**淡蒼球**は外節と内節に分かれます。視床の下には**視床下核**があります。これらの緒核は相互に連絡し，全体として大脳基底核-視床-大脳皮質回路が形成され，運動の調節，認知機能，感情，動機づけ，学習などさまざまな機能を果たします。p.178の8章ではこれらの核が経路でつながる神経の旅に出かけることになります。

図6 大脳基底核

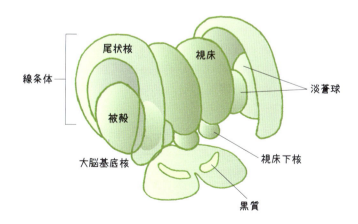

3章 脳と脊髄の基本的な仕組み

5 小脳
～脳の「コンピュータ回路」

　小脳は正中部にある虫部、そして外側にある両側の小脳半球から構成されます。小脳の表面には横断する溝（小脳溝）が存在し、多くのヒトで共通する小脳溝、第一裂、後外側裂によって3つの小脳葉に分けられます 図7 。第一裂より前が小脳前葉、後ろが小脳後葉、さらに後外側裂より下には正中部の最下部の片葉、虫部垂と小節があります。これらの小脳葉はさらに複数の小葉に分かれます。深部には小脳核という灰白質があります。大脳や脳幹、脊髄との経路があるので、おさえておきましょう。

図7 小脳

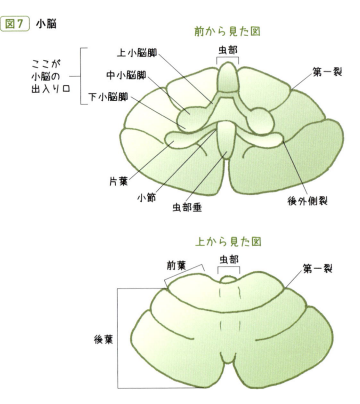

3章 脳と脊髄の基本的な仕組み

6 脳幹

脳幹は上から間脳，中脳，橋，延髄に分かれます。動物の生命維持と基本的な行動の調整にとって不可欠な構造で，呼吸や心拍数の調節，消化活動，睡眠・覚醒の制御などに中心的な役割を果たします。基本的な行動の調節，感覚入力の処理も行います 図8 。

間脳

間脳は大脳と中脳を結ぶ中間にあり，視床と視床下部からなります 図8 。第三脳室を囲む位置に視床があり，その下（腹側）に視床下部があります。**視床**にはさまざまな核があり，体性感覚，視覚，聴覚の情報を伝えたり，小脳からの線維など各種神経経路の入力を受け，ここでシナプスを変えて，大脳皮質に伝える中継ステーションの役割を果たします。

視床下部は視床のすぐ下にある小さな領域で自律神経の高位中枢をなします。視床下部にはさまざまな核があり，呼吸数，血圧，心拍数，消化液分泌調節に加え，体温調

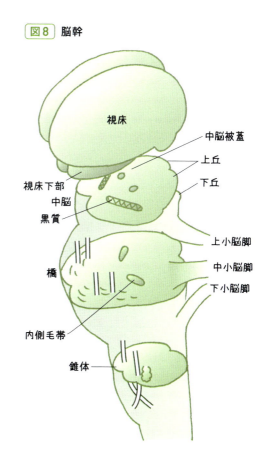

図8 脳幹

節，摂食調節，飲水調節，情動行動などを司る多くの中枢があります。一部の核でホルモンも合成します。視床下部の腹側底面には脳下垂体があり，ここでも各種下垂体ホルモンが合成・分泌されます。視床下部は脳幹にも向かい，脳幹の自律神経をコントロールするだけでなく，脊髄の自律神経中枢・大脳辺縁系にも経路があります。

中脳

間脳と橋に挟まれた部分です 図8 。腹側（お腹の側）は大脳脚とよばれ，中央部には運動野から下行する運動神経線維（**皮質脊髄路**），その内と外側部には大脳皮質から橋に下行する線維（**皮質橋路**）が通ります。中脳の背側（背中の側）は，腹側の構造に後ろから蓋がかぶった形になっているため中脳蓋といいます 図9a 。**中脳蓋**には左右2つずつ，計4つの丸く突出した部分があり，四丘体とよばれます。上2つが**上丘**，下2つが下丘で，それぞれ視覚・眼球運動や聴覚の経路になっています（p.126参照）。そのため，中脳が障害されると対光反射が消失したり，上方への注視が障害されることがあります。大脳脚の後方には，メラニン色素をもった細胞があるため，断面で黒く見える**黒質**があります。黒質の一部のニューロンはドパミンを合成し，線条体に向かいます（黒質線条体路）（p.186参照）。黒質の後方の中脳被蓋には鉄分を多く含みピンク色を呈する，円形の赤核という神経核があります。中脳被蓋には，眼球運動に関わる脳神経核もあります。

橋

中脳の尾側（お尻の側）に続く部分で，腹側に丸い張り出しがあります 図8 。橋は腹側部の橋底部，背側部の橋被蓋に分けられ，橋底部には橋核という巨大な灰白質があり，その内部を大脳から下行する皮質脊髄路と皮質橋核路が貫いて走ります 図9b 。**橋核**の神経細胞は大脳皮質からの経路が到着し，乗り換えをして**小脳**に向かいます。この経路は橋底部を一側からもう一側に向かって横走します。橋底部の後ろを感覚神経の上行路である内側

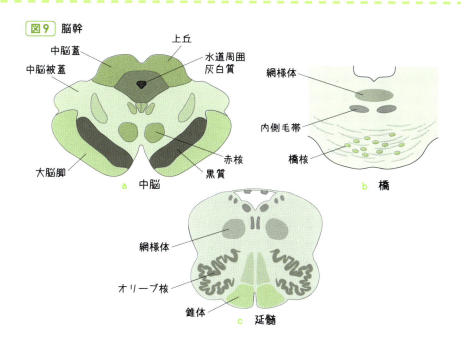

毛帯が通ります。橋被蓋には三叉神経，顔面神経，外転神経の脳神経核があります（p.132参照）。

橋には脳幹・脊髄と小脳をつなぐ3つの神経線維の束が走っており，上小脳脚，中小脳脚，下小脳脚とよばれます。**上小脳脚**には小脳から大脳に向かう経路，感覚路が小脳に入ってくる経路などがあります。**中小脳脚**は橋と小脳を結ぶ経路があり，**下小脳脚**では延髄と小脳を結ぶ経路や，感覚路が小脳に入ってくる経路があります（p.108参照）。

延髄

橋と脊髄の間にあり，腹側部には錐体というふくらみがあり 図8 図9c ，皮質脊髄路（錐体路）が通ります。この部位で錐体路は大部分が対側に交叉するため，**錐体交叉部**ともよばれます（p.79参照）。延髄にはこの他，数多くの脳神経の核があります（p.134参照）。また，延髄の網様体は自律神経系の調節中枢として心拍数，呼吸，血圧などの生理的な機能を制御します（p.278参照）。

3章 脳と脊髄の基本的な仕組み

7 脳幹の特殊な仕組み

脳 神経核

脳幹の左右から12対の脳神経が出ています。その起始核（脳神経核）は中脳から延髄までにかけて分布し，脳神経が頭側から尾側に脳幹を出る順番に番号がつけられています。旅の出発地として12番線までありますが，6章で整理していきましょう（p.118参照）。

図10 脳幹

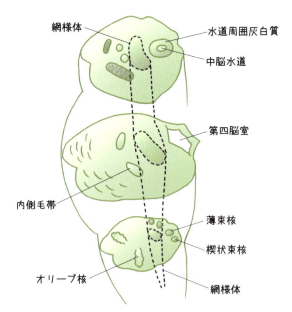

網 様体 図10

中脳から延髄のレベルにあり，脳神経の諸核，オリーブ核，上行路，下行路の間を埋める構造です。神経線維が形成する網に細胞体が散在するようなつくりになっていて，さまざまな成分を含みます。一部は大脳に広く投射し，

意識の維持や覚醒睡眠のサイクルを調節します（**網様体賦活系**）。また，網様体脊髄路として脊髄に達し，筋の緊張，姿勢，および運動に関与する運動ニューロンを制御します。さらに，橋の中部から延髄の網様体には呼吸に関わる中枢，延髄には血圧調節中枢が存在する。神経の旅の経路は，一見とらえにくいですが，11章で詳しく見ていきましょう（p.252参照）。

　水道周囲灰白質は中脳水道の周囲に広がる灰白質です。大脳辺縁系や視床下部などから情動や自律神経系の経路が到達し，脳幹や脊髄からは感覚の経路が入ってきて，これらの情報を統合して情動行動や自律神経系を調節します。

　交感神経の中枢経路は視床下部と網様体から出発し，脊髄へと下行していきます。中脳水道と第四脳室底部の腹側を通り，中脳・橋・延髄を下行して，脊髄の中間質外側核で中間神経節前線維とシナプスで乗り換えをします。後述するノルアドレナリン系やセロトニン系も網様体に含めることがあります。

後 索核，内側毛帯 図10

　深部感覚や精密な表在感覚を伝える**感覚神経**は脊髄の後索に入り，同側後索を上行し延髄の後索核（楔状束核，薄束核）に達する。ここで次のニューロンに乗り返して対側に交叉し，内側毛帯という束を形成して**視床の後外側腹側核**に到達します（p.111参照）。

オ リーブ核 図10

　オリーブ核は多くの皺壁をもち，延髄の腹側に隆起する左右一対の神経核です。上オリーブ核と下オリーブ核に分かれています。聴覚路はコルチ器官の有毛細胞から蝸牛核，上オリーブ核を経て下丘に接続します。下オリーブ核は小脳に向かう経路があり，運動の調整・協調，運動学習において重要な役割を果たします（p.193参照）。

3章 脳と脊髄の基本的な仕組み

8 脊髄
～頚髄から仙髄までの長い旅

　脊髄は脳幹から続き頭蓋骨底の大後頭孔から出て，椎体と椎弓により形成される脊椎骨の中心にある空間（脊柱管）を通ります。全長は約40～45cmで，第1-2腰椎レベル（L1-2）で終わり，上から**頚髄**，**胸髄**，**腰髄**，**仙髄**に区分され，末端を脊髄円錐といいます。

　高さのレベルにより異なりますが，脊髄の断面は径が約1cmの楕円形です　図11　。たった1cmの中に神経の無数の往来があり，驚かされるばかりです。

　灰白質は中心部にあり蝶のような形状をしていて，**白質**はその周囲にあります。灰白質の腹側の突出部を**前角**，背側の突出部を**後角**とよび，その間に**中間質**があります。前角には運動神経細胞が集まり，その軸索は前根を通じて脳や脊髄からの情報を筋に伝えています。後角には感覚神経細胞が集まり，末梢の感覚情報は後根を通って脊髄に伝えられます。中間質の外側核には自律神経の節前線維が含まれます。

　白質には神経線維の束が通り，下行路として脳からの信号を伝えたり，上行路として身体からの感覚情報を上位の脳に伝えます。頚髄，胸髄，腰髄で灰白質が多く太くなっている部分があり，頚膨大，胸膨大，腰膨大とよびます。脊髄前面の外側溝から前根，後面の外側溝から後根が出ていきます。前根・後根が合わさって脊髄神経になり，各レベルの脊髄から脊椎骨の間にある椎間孔を通り抜けて，脊柱管から末梢への旅に出ます（p.152参照）。

図11 脊髄の神経経路

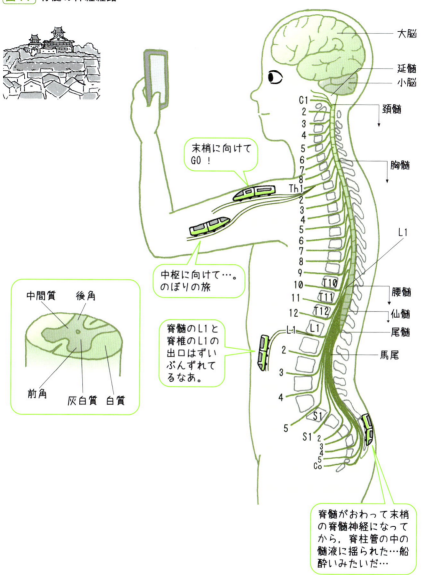

3章 脳と脊髄の基本的な仕組み

⑨ 脳の神経伝達物質と神経調節系
〜脳機能をおおまかに調節する仕組み

　中枢神経に広く分布し，神経伝達物質を通じて脳機能を調整する系があります。電気信号が伝わる旅だけではなく，物質が目的地をめざす旅もあります。1章で見てきたように，シナプスで乗り換えするときに放出された物質の仲間ですね。乗り換えを支えるものもあれば，次に述べるように神経の調節を行うものもあります。

ア　セチルコリン系

　アセチルコリンを神経伝達物質とする系で 図12a ，主要な経路は前脳基底部のマイネルト基底核から前頭葉，頭頂葉に至ります（学習，記憶形成，注意の調節）。さらに，中隔核から脳弓を経て頭頂葉に至る経路や，手綱核から中脳の脚間核に至る経路，大脳基底核同士をつなぐ経路もあります。アセチルコリンは**運動神経**の神経伝達物質でもあります。自律神経系では**交感神経の節前線維**や**副交感神経の節前・節後線維**でも神経伝達物質として機能します。

ド　パミン系

　ドパミンを神経伝達物質とする系で 図12b ，4つの主要な経路を通ります。**黒質線条体路**は中脳の黒質から線条体に向かう経路で，運動制御において重要な役割を果たします（p.186参照）。黒質線条体路の神経細胞が失われることで，動作緩慢，ふるえ，歩行障害など運動障害が生じる疾患がパーキンソン病です。その他，**中脳皮質路**，**中脳辺縁系路**，視床下部から下垂体に至る経路，視床下部脊髄路などがあります。

図12 脳を調節する経路

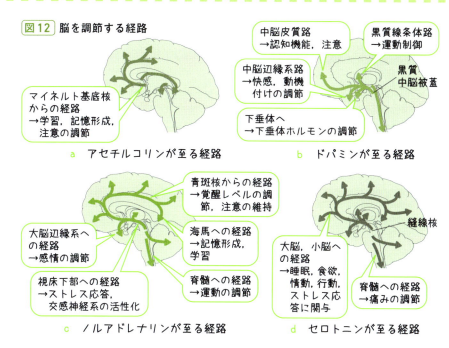

a　アセチルコリンが至る経路
b　ドパミンが至る経路
c　ノルアドレナリンが至る経路
d　セロトニンが至る経路

ノルアドレナリン系

　ノルアドレナリンを神経伝達物質とする神経系であり 図12c，主な経路として**青斑核**を起始核として網様体から，あるいは視床を通じて大脳皮質の広い領域に広がります（覚醒レベルの調節，注意の維持**上行性賦活系**, p.253参照）。視床下部への連絡によりホルモン分泌調整やストレス応答に関与します。ノルアドレナリンはストレス時に放出され，中心灰白質，中脳被蓋に至り，**交感神経系**を活性化し，心拍数や血圧の上昇を促すなど，**闘争・逃走反応**を引き起こします。その他，脊髄，海馬，大脳辺縁系への経路があります。ノルアドレナリン系の異常はうつ病や不安障害などの精神疾患と関連します。

セロトニン系

　延髄被蓋の**縫線核**のニューロンはセロトニンを合成して，大脳，小脳全体に広く伝わっていき，脊髄の後角にも向かいます 図12d。視床下部・側坐核にも向かい，睡眠，食欲，性行動，情動や行動の調節，ストレス応答に関与

図13 グルタミン酸が届けられる経路

皮質から他の皮質への経路	┅➤	領域間で情報を伝達する
皮質から皮質下への経路	┅➤	大脳皮質から視床，基底核，海馬に連絡，感覚情報の中継や運動制御
視床から皮質への経路	┅➤	体性感覚，視覚，聴覚，触覚などの情報を中継し，皮質に伝達，感覚情報を統合する
皮質から大脳辺縁系の経路	┅➤	領域間で情報を伝達する
皮質から他の皮質への経路	┅➤	情動の調節や記憶の形成
皮質から脳幹への経路	┅➤	運動制御や覚醒調節に関わる

します（p.255参照）。脊髄への経路は痛みの調節に関わります（p.175参照）。
セロトニンの異常は，うつ病などの神経精神疾患や行動障害に関連します。

その他の神経伝達物質

　この他，**グルタミン酸**を神経伝達物質とする神経系は，**興奮性シナプス伝達**に関わります（p.20参照）。脳全体に広がりますが，1つまたは少数の核から脳全体に広がるのではなく，さまざまな神経経路を形成します。主な経路には皮質領域間で情報を伝達する線維，皮質から皮質下への経路などがあります **図13** 。長期増強や長期抑圧などのシナプス可塑性にも関与し，学習や記憶の基盤となります。グルタミン酸作動性受容体には興奮性シナプス伝達に関わるAMPA受容体，NMDA受容体，カイニン酸受容体があります。AMPA受容体は興奮性シナプス伝達を媒介し，速い興奮シナプス活動に関わります。NMDA受容体は膜にカルシウムイオンを通し，シナプス可塑性，学習，記憶に重要な役割を果たします。カイニン酸受容体も一部シナプス可塑性に関与します。

　抑制性の神経伝達として，主に脳幹よりも吻側の中枢神経系の**抑制性シナプス伝達**を担うアミノ酸である，**GABA**（gamma-aminobutyric acid）を伝達物質とするGABA神経系があります。大脳皮質，大脳基底核などに広く分布します。脊髄ではグリシンを神経伝達物質とする抑制系もあります。

3章 脳と脊髄の基本的な仕組み

10 髄膜，脳室系

　脳と脊髄は頭蓋骨や椎骨，さらに頭蓋骨の中で硬膜，クモ膜，軟膜の3枚の髄膜に覆われ，脳脊髄液の中に浮かび外部の衝撃から保護されています 図14 。

図14 脳室系

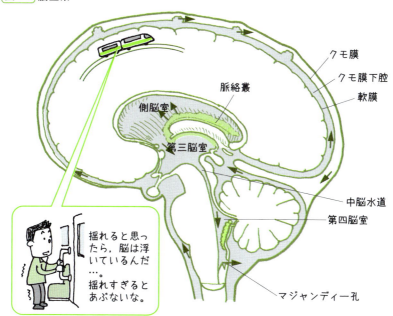

　最外層の硬膜は頭蓋骨の内側を覆う内外二層からなる線維性の厚い膜であり，脳の形状を保っている。また，硬膜は正中では大脳鎌として，左右の大脳半球を分け，後頭部では小脳テントとして，大脳と小脳の間を仕切っています。クモ膜は硬膜の下にある薄く透明な層で，血管を含み脳の表面に栄養を供給します。軟膜は最内層で脳の表面に密着しています。クモ膜と軟膜の間の空間は，脳脊髄液で満たされ**クモ膜下腔**とよばれています。

脳室系は脳脊髄液の循環を担っています 図14 。**側脳室**は脳の両側にあり，モンロー孔を通じて両側の視床や視床下部の間にある**第三脳室**につながります。さらに，第三脳室は中脳水道を通じて中脳の中央に位置する**第四脳室**に通じています。脳脊髄液は側脳室の**脈絡叢**などで毎日約500 mLが生成され，脳の周りや脊髄表面を通って常に循環し，第四脳室からはマジャンディー孔（正中孔），ルシュカ孔（外側孔）を通じて，クモ膜下腔に流れ出ます。最終的には髄膜にあるクモ膜顆粒から静脈洞に吸収されて循環していきます。

> COLUMN
> ### 脳脊髄液の循環
>
> 　脳脊髄液はその循環を通じて，頭蓋内圧の調整や脳内の代謝産物の排泄に関わっています。この循環はアルツハイマー病におけるβアミロイドタンパクの除去にも関与するといいます。脳脊髄液の循環路が閉塞または狭窄することで貯留し，脳圧が上昇する状態を水頭症とよびます。

3章 脳と脊髄の基本的な仕組み

11 脳の血管支配

脳の動脈系

脳に血流による酸素と栄養の供給がなくなれば，数分と生きられません。成人の脳には左右1本ずつの内頸動脈と椎骨動脈があり 図15 ，安静時の心拍出量の約1/6にも達する動脈血が流れています。

内頸動脈系は前方循環系ともいい，主に大脳半球に血液を供給します。総頸動脈は頸部を通り頭蓋内に入る前に**内頸動脈**と外頸動脈に分かれます 図15 。その後，内頸動脈は頭蓋内（眼球の奥）で正中に向かい，後方に走行する**前大脳動脈**と，外側にまわり側面を後方に向けて走行する**中大脳動脈**に分かれます。

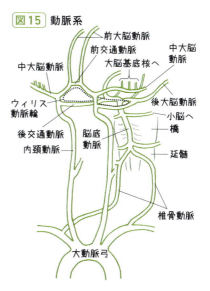

図15 動脈系

前大脳動脈は主に大脳半球内側面の前頭葉・頭頂葉，中大脳動脈はシルビウス裂を通って側頭葉・前頭葉・頭頂葉に分枝を出しながら大脳半球外側面の大部分に血液を供給します 図16 。内頸動脈など太い動脈とそれ以降に分枝する血管は穿通枝となって脳実質を灌流します。

椎骨動脈系は後方循環系ともいい，主として脳幹・小脳・後頭葉を栄養します。左右の椎骨動脈は延髄の吻側（口の側）で合流して，1本の脳底動脈になります。**脳底動脈**は脳幹・小脳に，**後大脳動脈**は後頭葉・脳幹にそれぞれ血液を供給します。脳底動脈からは多数の穿通枝が出て脳幹部を栄養しています。

内頸動脈系と椎骨動脈系は頭蓋底部で後交通動脈によって互いに連絡して

います。また，左右の内頚動脈系は前交通動脈で連絡しています。このように連絡し合うことで血管のネットワーク（**ウィリス動脈輪**）が形成され，安定した血液供給が確保されます。動脈硬化などの影響で動脈が狭窄・閉塞すると，脳梗塞などの原因となります。

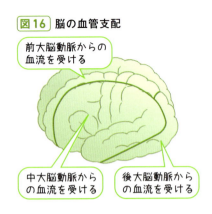

図16　脳の血管支配
- 前大脳動脈からの血流を受ける
- 中大脳動脈からの血流を受ける
- 後大脳動脈からの血流を受ける

脳 の静脈系

　脳内の各部位から血液を集める小さな静脈が脳表面で集まり，さらに複数の静脈が合流して脳の深部で特殊な静脈の空間（**静脈洞**）に流れ込みます。代表的な静脈洞には上大静脈洞，横静脈洞，S状静脈洞，直静脈洞があります。静脈洞からは頚静脈孔を経て頭蓋外の頚静脈に向かいます。
　静脈洞に血栓が形成される静脈洞血栓症では，静脈系が機能しなくなり脳圧が上昇する重篤な病態が引き起こされます。

脊 髄の動静脈系

　脊髄を栄養する動脈は脊髄の前正中裂に沿って，上下に走行する1本の**前脊髄動脈**と後外側を上下に走行する2本の**後脊髄動脈**があります 図17 。こ

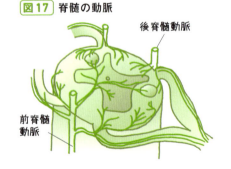

図17　脊髄の動脈
- 後脊髄動脈
- 前脊髄動脈

れらの動脈は椎骨動脈や，各肋間動脈などからの分枝が混合して形成されます。前脊髄動脈は脊髄の前3分の2，つまり前角・外側脊髄視床路・錐体路の一部などを栄養し，後脊髄動脈は脊髄の後ろ3分の1，後角・後索・錐体路・側索などを栄養します。脊髄の静脈系は脊髄内から放射状に流れ，脊髄表面で数本の静脈として合流します。これらが互いに交通し静脈叢を形成し，そこから脊髄表面と硬膜をつないで各分節の椎間静脈から脊髄外に出ていきます。

4章

運動路

4章 運動路

1 皮質脊髄路の長い旅

　大脳の表層（ここを大脳皮質という）には神経細胞があり，その下には神経細胞体から出た神経線維，すなわち神経細胞の軸索が通っている白質があります。これらの軸索は皮質の神経細胞体を出ると，脳幹や脊髄に向かって下行したり，大脳皮質の各領域，あるいは大脳基底核，小脳を結びつけています。運動の経路は運動野から出て，いくつかに分かれてさまざまな目的地に向かいます。これらの運動路のうち，主要な路線が**皮質脊髄路**です。

　ヒトの大脳皮質の厚さは脳領域にもよりますが，1.5mmから4.0mmほどであり，その厚みの中で表層から6層に分かれて存在しています 図1 。旅の出発点は大脳皮質運動野の巨大ターミナルです。

図1　6層からなる大脳皮質

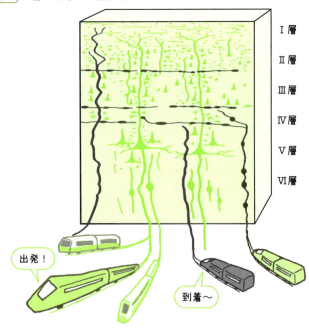

運動野で皮質脊髄路に向けて運動出力を出すのは，表層から数えて5層目にある神経細胞で，代表的なものはその特徴的な形態から**錐体細胞**あるいは**ベッツ細胞**とよばれています。大脳皮質の中でいろいろな情報が集まり，最終的に第5層にあるベッツ細胞から出発するというイメージです。

　ベッツ細胞は同じ運動野にある神経細胞のなかでも大型の神経細胞です。これらの細胞が脊髄に向けて長い神経軸索を出し，先に述べたように脊髄に下行して脊髄前角細胞に接続します。つまり，1本の神経細胞の目的地は大脳を越え，脳幹を越え，脊髄にまで至っています。1つの細胞が長い経路を形作っているのです。大部分の皮質脊髄路の神経線維は，**中心前回の4野**，4野のすぐ前方にある**6野**にある，より小型の錐体細胞に由来します。運動野の神経細胞から数十cmにも達するような長い軸索が出ています 図1 。そのなかでも，ベッツ細胞からの軸索は特に**髄鞘が厚く，伝導速度が速い**神経線維を含んでいます。伝導が速いこの運動路は，いわば特急のような列車とみることができます。また，脳から脊髄の前角細胞までいわばシナプス1つを介して接続しますので，皮質脊髄路は乗り換えを少なくして時間をロスすることなく目的地に早く到着できるようになっています。一方で，後の項でも述べるように，同じ運動路でもシナプスを多く経ながら，ゆっくりと伝わる経路もあります。

COLUMN
皮質脊髄路の軸索

　神経細胞は数〜十数μmのサイズで，樹状突起（神経細胞の入力部）の分布は大脳皮質内で数mmの広がりしかありません 図1 。それに対して，皮質脊髄路の細胞は，数十cmも続く軸索を出しており，細胞体，樹状突起の大きさに比較して相対的にいかに長いかということがわかるでしょう。さらに，脊髄では軸索末端は多数に分枝し，それぞれの分枝が脊髄の何分節にもわたって分布して前角細胞を支配しています。従って，各皮質脊髄路の細胞は多くの脊髄髄節の前角細胞と接続しています。逆に一つ一つの脊髄前角細胞もその樹状突起で多くの他の神経細胞から，おそらく数百もの入力を受けています。イラストでは描ききれませんが，神経の無数の経路が分かれ，また集まっている様子を想像してみてください。

皮質脊髄路は大脳皮質から脊髄前角までの出発地と目的地からこの名がついています 図2 。神経の旅は運動野の皮質の各領域を出発した後，神経線維の束は大脳皮質直下の白質に入り，**放線冠**とよばれる部分を通過します。放線とは太陽・月の光冠（corona radiata）からきている言葉で，形状としては冠状断で見ると扇型になって，先に向かうにつれて神経の束が集まっていきます。広い皮質から大脳基底核近くの狭い部分を通り抜ける必要があり，神経の束は寄り集まって通過します。そこで神経同士が連絡するわけではなく混線するわけでもなく，きれいに神経線維が束をなして走行しています。

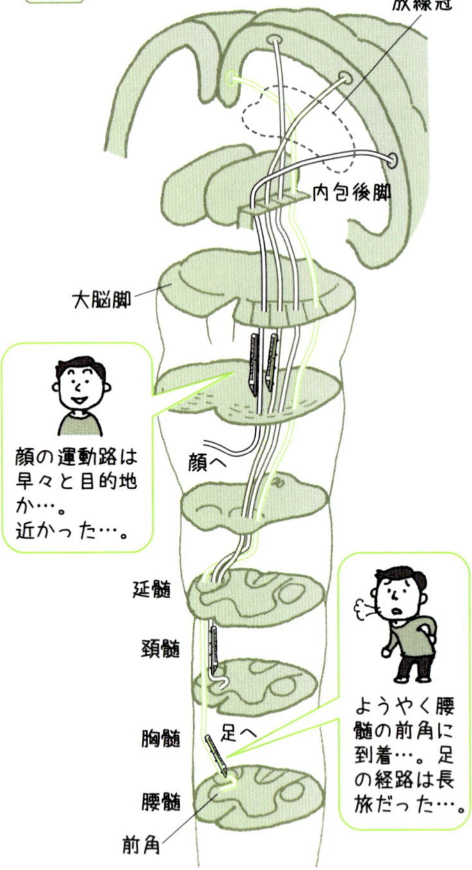

脳を水平にして見たときに，視床と被殻の間を内包とよびますが，その後ろ側（後頭部側）を**内包後脚**といい，皮質脊髄路はその部位を通り抜けていきます。

皮質脊髄路の中で，体の各部位を支配する神経の通り道は決まっています（**体性局在**）。皮質脊髄路の出発駅に相当する運動野のレベルで身体の各部位の筋の動きを司る領域があります。カナダの脳外科医であるペンフィールドは，患者の手術中に中心前回のみならず，脳のいろいろな領域を電気刺激して反応をみることによりマッピングを行いました。運動野を領域ごとに電気刺激していくと，部位によっては手指の運動（動き），また別の部位を刺激すると足の動きなどの反応が出ました。このように各部位を刺激しなが

図2 皮質脊髄路

放線冠

内包後脚

大脳脚

顔へ

顔の運動路は早々と目的地か…。近かった…。

延髄

頚髄

胸髄

足へ

腰髄

前角

ようやく腰髄の前角に到着…。足の経路は長旅だった…。

ら，そのときの反応をみていくことで，手足の筋，喉の筋など運動野内の領域がマッピングできます 図3 。その結果，中心前回の内側から外側に向かって，足の領域，体幹の領域，手指の領域，舌や喉の領域など，身体の各部位の運動を司る領域が順番に並んでいることがわかりました。このような体部位の領域を模式図的に運動野上に重ね描きすると，運動に関わる筋肉を支配する運動野内の各領域は，まるで小人を逆さにしたときの姿に見えるので，逆さ小人の図（**ホムンクルス**）とよばれています。

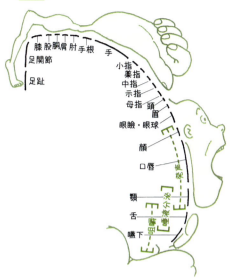

図3 運動野の体性局在

一次運動野のうち一番大きい領域を占めるのが，運動野の中ほどにある手の指の運動を司る領域です。ついで構音や嚥下に関わる，喉の筋をコントロールする領域，さらに足の領域が広い領域を占めます。逆に体幹の筋，手足の筋でも体幹に近い近位筋などはそれほど細かいコントロールを要さず，運動野内で占める領域も小さくなります。細かいコントロール（運動制御）を必要とする筋を支配する領域ほど，多くの神経細胞が必要となるため，広い領域を占めると考えられます 図3 。

COLUMN　脳のマッピング

　脳外科の手術で脳腫瘍自体が大脳皮質に入り込んでいて切除しなければならない場合がありますが，できるだけ機能を残すように手術を行う必要があります。ペンフィールドらが手術中に刺激を行いマッピングした理由は学問的な興味だけでなく，脳腫瘍など手術的に脳の一部を切除する必要があるときに，大事な機能をもつ脳領域，特に細かい運動のコントロールを必要とする手指の動きや構音に関わる脳領域をできるだけ切除しないようにして，後遺症が出ないようにするという目的がありました。

図5 内包と大脳脚

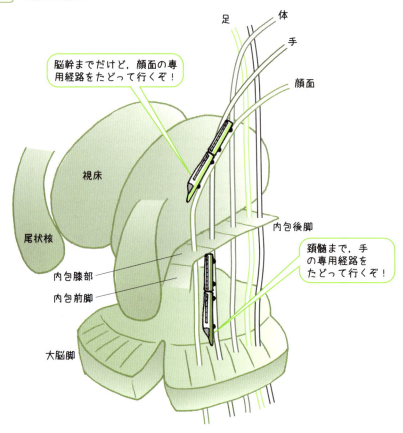

　皮質脊髄路が深部の大脳白質に下っていく**内包**では，顔，手，体幹，足を支配する線維が前から順番に並んでいます[注] 図5 。その後，赤核の横を通過しますが，素通りするわけではなく，一部が分岐して赤核に向かいます。赤核の次は黒質の横を通過しつつ，黒質にも一部枝分かれします。集中した束は，脳幹に下行していって，**大脳脚**に入ります。大脳脚のレベルでは，外側から足，体幹，手，顔面に行く線維が並ぶ**体性局在**があります。ここでも経路はそれぞれ分かれています。

注）大脳運動野からくる皮質脊髄路の線維は，このような体性局在を示さず，特定の部位に体部位の運動線維が集中しているという研究もあります。

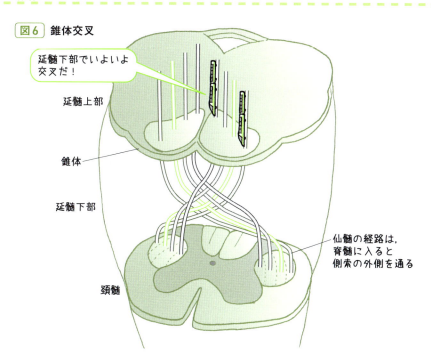

図6 錐体交叉

延髄下部でいよいよ交叉だ！

延髄上部

錐体

延髄下部

頸髄

仙髄の経路は，脊髄に入ると側索の外側を通る

交叉する神経の旅

　その後，橋を経て延髄の前面（底部）に達します。延髄の前面のふくらみのある部位を**錐体**といい，皮質脊髄路を**錐体路**とよぶこともあります。皮質脊髄路は80〜85％の線維が水平方向に錐体内で反対側に移っていき，その後は対側の脊髄の側索を通って下行します（**外側皮質脊髄路**）。両側の皮質脊髄路が交叉しながらこの部位を通過するので，**錐体交叉部**とよばれます 図6 。神経の旅路はここで左右逆になるというビッグイベントを経験します。延髄で右と左が入れ替わるわけですね。なぜここで左と右が入れ替わるのかはわかっていませんが，このように運動路が体の反対側を支配するようなシステムが進化的にも有利だったために保存されたという仮説があります。カルマン症候群という病気では，神経発生のときに神経の走行を導く神経誘導因子がうまくできず，非交叉性の神経線維が形成されてしまうことから，このような誘導因子が交叉に関係していると考えられています。経路が左と右で入れ替わる現象は感覚上行路においてもみられます。

図7 交叉しない経路

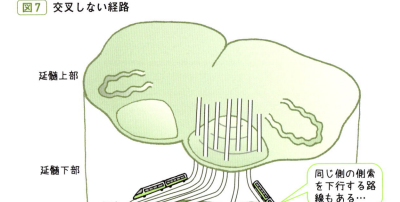

　左右が入れ替わる旅の経路の大きな変更は，すべての皮質脊髄路で起こるわけではありません。一部の線維（15〜20%）は錐体部で交叉せず，そのまま同側の脊髄前方を下行する線維と，最終的に脊髄前方の前交連で対側に移るものがあります（**前皮質脊髄路**）図7。

超速の旅路

　運動野からこれらのニューロンを介してインパルスが伝導し，手の筋肉が収縮するまでの時間はせいぜい20ms（1秒の50分の1）しかかかりません。極めて速い神経の伝達が行われます。脊髄運動ニューロンの軸をインパルスが伝導する速度は200〜300m/sと推定されています。運動系の神経の旅はまさに超特急に乗ったようなものです。この素早い伝達を可能にするのは，皮質脊髄路の神経細胞が太い軸索をもっているからです。

4章 運動路

2 脊髄前角ニューロン

　神経の伝導は脊髄の側索を下行し，灰白質に入り各髄節の前角に向かいます 図8 。長かった皮質脊髄路の旅も乗り換えが近づいてきました。

図8 側索から前角の乗り換えまで

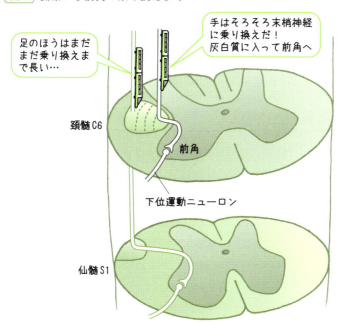

　手指を動かす領域の皮質脊髄路は，頸髄（一部胸髄）の運動ニューロンへ，足の筋を動かす領域の皮質脊髄路は，腰髄（一部仙髄）の運動ニューロンへと伸びていき，そこで脊髄の**前角細胞**につながります。前角での乗り換え先は**下位運動ニューロン**で，また**脊髄前角ニューロン**ともいいます。側索の中では，頸髄，胸髄，腰髄，仙髄に達する線維は，この順番で脊髄の中心から外側に向かって並んでいます。

図9 α運動ニューロンと筋紡錘に向かうγ運動ニューロン

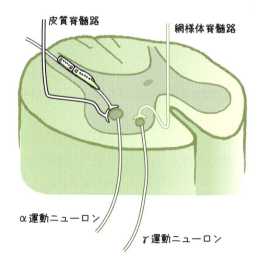

　脊髄前角運動ニューロンには，運動単位が大きいものと小さいものがあり，大きい**α運動ニューロン**と小さい**γ運動ニューロン**があります。α運動ニューロンは筋の収縮に関わる一般の筋線維につながるのに対して，γ運動ニューロンは筋の中にある筋紡錘という特殊な筋線維に到達します（p.157参照）。

　γ運動ニューロンも大脳皮質からの下行路によって調整を受けますが，この中枢からの経路は皮質脊髄路ではなく**網様体脊髄路**です。網様体脊髄路は大脳皮質の広い範囲から投射を受け，橋や延髄の網様体から下行する経路で，筋緊張に影響を及ぼします 図9 。

3 末梢の運動路

脊髄前角からずれたところから，髄節ごとに左右1本の前根という神経の束になって脊髄から出発します 図10 。前根は主に運動神経の線維（一部自律神経の線維）からなります。脊髄の後面左右からも一対の神経の束，後根がありますが，こちらは末梢の感覚情報が脊髄の中に入っていく感覚神経の束です。脊髄の前後両方か

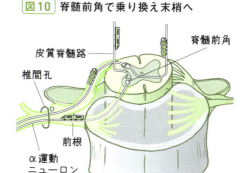

図10 脊髄前角で乗り換え末梢へ
皮質脊髄路／脊髄前角／椎間孔／前根／α運動ニューロン

ら出た後根と前根が脊髄の側面で合わさって神経根を形成します。神経根には従って運動神経，感覚神経，そして自律神経（交感神経）が通っています。

神経根は脳脊髄液に満たされた髄腔から硬膜を突き抜けて出て行き，脊髄が通っている脊椎骨の中を上下に通っている空間（脊柱管）から外に出ていきます。このときに脊椎骨と脊椎骨の側面の間にある，椎間孔という孔を通ります。例えば，C5の神経根はC5の髄節から出て，そこから近い脊柱管の出口であるC4とC5椎体側面の間の椎間孔から出ていきます。神経の旅路は骨や硬膜で護られていたのが，末梢神経に乗り換えた途端，臓器の合間を縫うように走ることになります。

手の神経の場合，多くの筋肉があり，複数の神経根が上肢の筋を支配しています 図11 。具体的にはC4（頸髄の4番）からTh1（胸髄の1番）までの髄節から出る神経根です。神経根は脊柱管から出た後，それぞれ単独でそのまま上肢を走行するわけではありません。C5（C4）からTh1の神経根は脊髄を離れるとすぐに**腕神経叢**という分岐部と合流部が合わさったような部位を通過します。上肢については6本の神経根が椎間孔を出ていきますが，その後すぐ寄り集まって上，中，下の3つの神経幹になります。例えば，比較

図11 腕神経叢

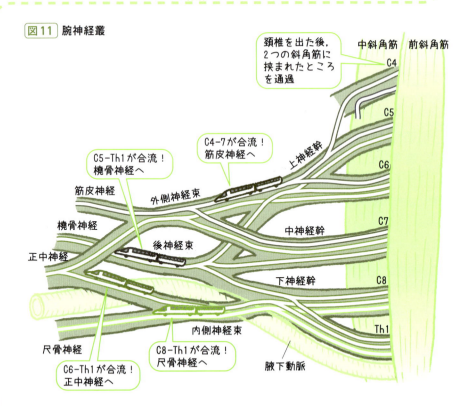

的近くの神経孔から出てくるC4，5，6の神経根の中の神経線維が合わさり**上神経幹**を形成します。また，真ん中あたりから出るC5，6，7，8の神経根の中の多くの神経線維が**中神経幹**，そしてC7，C8，Th1などの近くから出る神経根の神経線維の多くが**下神経幹**を形成します。そのうちの線維が別の神経管に乗り換えたりしながら，今度は内側束，外側束，後束に分かれ，一部は肩甲上神経，**筋皮神経**などとして分岐して腕神経叢から出ていきます。腕神経叢が終わって末梢側に出ていくと，外側束は**正中神経**，内側束は**尺骨神経**，後束は**橈骨神経**の3つの神経になって出ていきます。いわば列車の路線であれば経路を変更して，別の経路に入っていき，また路線変更をしながらまた別の経路に集中していくという感じです。下肢についても腰椎から足の付け根にかけて，腰神経叢という同様の構造があります。

　神経のインパルスは末梢神経を通じて，最終的には神経筋接合部にある，各筋肉の終板という構造に達して筋の収縮が起きます（p.37参照）。

4 下肢への運動路

4章 運動路

下肢の運動野は手指の運動野の内側から両側大脳半球の間に折れこんだ部分にあります 図12 。ヒトの場合，頭皮表面から3〜4cmの深さにある脳間裂の中に深く埋もれています。

図12 下肢の運動野

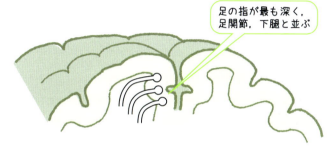

足の指が最も深く，足関節，下腿と並ぶ

下肢への運動野の一次運動ニューロンの軸索は，手の運動線維と同様，大脳白質では内包後脚の手の領域よりも後ろを通り，大脳脚では手の運動線維の外側を通ります。手の皮質脊髄路と同様に，延髄で対側に交差して脊髄側索の外側皮質脊髄路を通って腰髄および仙髄の前角に至り，下位運動ニューロンのシナプスで乗り換えます。体幹を動かす筋については，それぞれの体幹の筋を支配している髄節（主として胸髄，腰髄）のレベルの脊髄前角細胞に至ります。

図13 錐体外路による下肢のバランス

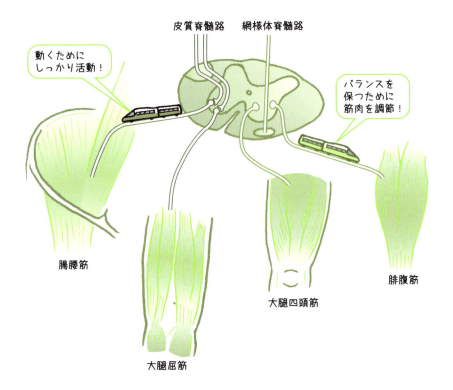

　下肢の筋には皮質脊髄路の支配が強い筋と，それほど強くない筋があります。下肢の筋は多くの筋が歩行にも関与し両側が協調して動き，身体のバランスに関わる筋も多く，手指の筋と役割が異なります。そのため，特に体幹に近い近位の筋については，皮質脊髄路だけではなく錐体外路系の支配を受ける筋も多くなります（p.168参照）。例えば，腸腰筋，大腿屈筋，前脛骨筋などは皮質脊髄路の支配が相対的に強いですが，大腿四頭筋，腓腹筋などは錐体外路の支配が強くなっています 図13 。脳梗塞では前者の筋のほうがより障害されやすいです。また，両側の半球の支配を受けているものもあります。

4章 運動路

5 眼球運動をめぐる神経の旅

次に眼を動かすための経路について，神経の旅に出かけましょう。眼を動かすための筋を外眼筋といいます（p.126参照）。四肢の筋と同じく横紋筋であり，大脳からの経路でコントロールされますが，その目的は関節を動かすことではなく，眼を動かして正確に対象物に視線を向けることです。網膜の中心窩には中心視野（網膜の中で一番空間解像度の高い部位）があり，ものを正確に見るには視線を対象物の1〜2°以内に向けて中心視野でとらえることが必要です。網膜は広い印象ですが，細かいものを見る範囲はごくわずかなのですね。

眼球運動には大きく分けて遅い眼球運動と速い眼球運動があります。前者は角速度が数百°/秒に及ぶ速さで，視線の方向を急激に変えるための眼の動き（**衝動性眼球運動**，**サッカード**）です。遅い眼球運動は視野の中で比較的低速（視角で30〜45°/秒）で動く視標を追跡し，網膜の中心窩に視覚入力を維持するための滑らかな眼球運動（**滑動性眼球運動**）です。ここでは前者についての経路をたどっていきます。

眼球運動には前頭葉，頭頂葉，後頭葉（視覚野）などのさまざまな大脳皮質領域が関わります 図14 。なかでも，前頭葉で眼球運動をコントロールする中枢として**前頭眼野**（frontal eye field）があります。ヒトでは前頭眼野は運動野がある中心溝より少し前方の中心前溝にあり，高さでは手の運動野と顔面の運動野の間にあります。サルの実験ではこの領域を電気刺激すると対側に向かうサッカードが生じます。前頭眼野のニューロンの軸索は大脳白質，内包膝部を通り，さらに大脳脚を通って脳幹に達し，その後対側に交叉してから脳幹の眼球運動を制御する上丘や網様体（背外側橋核，橋被蓋網様核）などに達します 図14 。

87

図14 前頭眼野に関わる経路

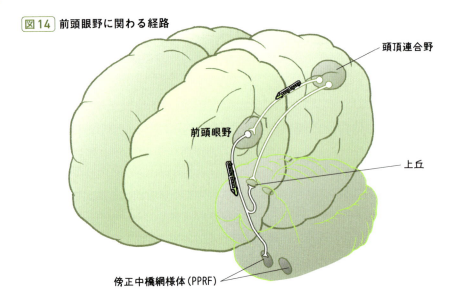

COLUMN

頭頂眼野

　前頭眼野は一部基底核（尾状核）にも投射し，シナプスをかえて内包前脚を通り上丘に至る経路もあります。もう1つの領域として頭頂葉の後部にも電気刺激をするとサッカードを誘発できる領域があります（頭頂眼野）。頭頂眼野は後部頭頂皮質（posterior parietal cortex）と総称される中心後溝より後方の領域にあって，サルでは中心後溝から後方に伸びる溝（頭頂間溝）の外側壁にあります。この領域を刺激するとサッカードを誘発できます。大脳半球の内側にある補助眼野の電気刺激でもサッカードを誘発できます。

　これらの異なる皮質領域からの下行性経路は，それぞれ異なる役割を果たします。頭頂眼野は視野にパッと現れた対象物に対して，頭頂葉からの経路はそのターゲットの位置座標をコードして，いわば反応的・自動的に視線を向けるときに働くとされます。一方，視野内にある対象物により意図的に眼を向ける眼球運動を行う場合には前頭眼野などを含む前頭葉がより関与し，視野の中で眼球運動の対象となるターゲットを選択したり，眼球運動するタイミングを決める役割を果たします。補足眼野はより複雑で認知的要求の高い眼球運動，例えば，系列的に対象物を順番に見るときや，日常動作において身体の動きと組み合わせて視線を動かすときに働くとされます。

図15 サッカード発生器から神経核へ

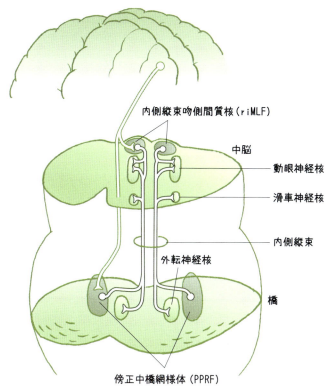

　脳幹の眼球運動神経核は，手足の運動野でいえば脊髄の運動ニューロンに相当しますが，手足の運動路が上位運動ニューロン（運動野の細胞），脊髄前角ニューロンという2つの神経細胞から構成されるのに対し，眼球運動の経路は大脳皮質の細胞から脳幹網様体，基底核，上丘などを経由して眼球運動神経核の運動ニューロンに達することが特徴です（一部大脳皮質から脳幹網様体に直接達する経路もあります）。乗り換えの多い神経の旅ですね。脳幹網様体にある**サッカード・ジェネレーター**（サッカード発生器）は，眼球運動をつくり出す構造で，大脳からの入力を受けて，ここから信号が外眼筋を支配する**動眼神経核**，**滑車神経核**，**外転神経核**などの脳幹の神経核に到達します 図15 （p.126参照）。

図16 PPRFによる水平方向の眼球運動

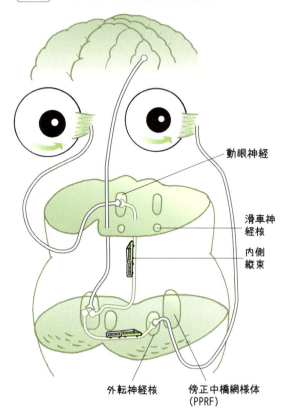

サッカード発生器は，水平方向の眼の動きに関しては，橋にある**傍正中橋網様体**（paramedian pontine reticular formation：PPRF）図15 ，垂直方向の眼の動きに関しては中脳の**内側縦束吻側間質核**（rostral interstitial nucleus of medial longitudinal fasciculation：riMLF）があります。PPRFは両側の眼を同側に向ける側方注視中枢，riMLFは上下方向に眼を向けるための垂直眼球中枢ということもできます。斜め方向に眼を動かす場合は両方が関与します。

　両眼でものを見るには，外眼筋が共同して両側の眼を同時に動かし同じ方向に向ける必要があります（共役運動）。脳幹には眼球運動の水平方向，垂直方向の動きに関わる神経核同士が連携をとり，眼球が同じ方向に向くように調整をする仕組みがあります。PPRFは内側縦束を通じて同側の外転神経核（外直筋を動かす）と反対側の動眼神経核（内直筋を動かす）をつないでいます 図16 。片側眼を外側に向ける外転神経が出る外転神経核からの線維は脳幹を対側に交差し，内側縦束という脳幹内側を垂直に走る経路を通って対側の動眼神経核に至り，対側の眼を内側に向ける内直筋を支配する神経に接続します。こうして例えば左眼が左に動くときは，同じ角度だけ右眼も同方向に動くという共役運動が実現されます。

4章 運動路

6 舌，顔面の動きを司る運動系

　手足および体幹の筋は関節を介して四肢を随意的に動かしますが，舌，顔面筋の役割は関節を動かすことではありません。顔面表情筋は瞬き（瞬目），唇の開閉などに関わる一方，感情（怒り，喜び，悲しみなど）を伝えるなどコミュニケーションの役割があります 図17 。一方，舌の筋は咀嚼の促進にも関わり言葉を話すときにも働きます。

　神経の旅に出る前に系統発生についてみてみると，顔，舌，咽頭・喉頭の筋は魚で鰓に相当する鰓弓から発生します。顔の筋については，いわば消化管・鰓が表に露出したものと考えることもできます。顔面の運動野（1次運動ニューロン）は手の運動野より外側に位置します（p.77 図3 参照）。

　舌の運動野はさらに外側部に位置し，シルビウス溝の少し上からシルビウス溝に入り込んだ脳回の下面（前頭弁蓋部という）にあります。顔面・舌・咽頭・喉頭に至る経路は，脊髄の前角ではなく脳幹の各脳神経核に達するので，皮質脊髄路ではなく**皮質核路**とよばれます（延髄に達する経路は皮質延髄路）。顔の筋への神経の旅は，それぞれ到着地が割り振られ，特別な経路になっているのですね（p.140参照）。

図17 顔の筋の神経経路

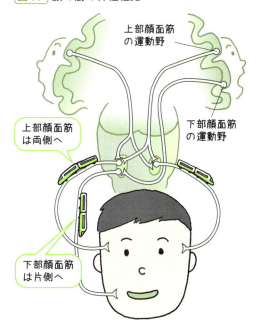

上部顔面筋の運動野
下部顔面筋の運動野
上部顔面筋は両側へ
下部顔面筋は片側へ

91

顔 の筋の運動

　顔面の運動野の神経細胞の軸索は内包膝部を通り，大脳脚に達して同側を下行して手の運動線維の内側を通ります。延髄上部のレベルで対側に交叉し，ループ状に少し上行して脳幹の橋と延髄の移行部にある顔面神経核に達します (p.76 図2 参照)。ここで2次運動ニューロンにシナプスして，橋と延髄の移行部から顔面神経として出て，各顔面筋を支配します (p.140参照)。

　下部顔面筋は手足の運動線維と同様，主として反対側の大脳半球に支配されますが，**上部顔面筋**は両側の大脳が支配します 図17 。また，表情に関わる経路には，随意的運動経路と不随意な経路(**情動系運動経路**)があります。前者は随意的に表情をつくりますが，後者は無意識で自然に出る自発的表情，不随意な情動の表出に関わります（コラム参照）。「口元は笑っているが，目は笑っていない」という表現がありますが，笑顔をつくるために随意的に口角を上げることはできても，目元の動きは随意的にコントロールできない面があり本当の気持ちが表れます。

> **COLUMN　顔の表情と感情**
>
> 　サルでは下部顔面筋は主に対側の運動野から直接入力を受けるのに対し，上部顔面筋は運動野からの直接投射をほとんど受けず，両側の補足運動野と吻側帯状回から入力を受けます。情動系の運動経路はさらに扁桃核，外側視床下部，線条体，赤核など皮質下の核を介して網様体に投射し，そこから顔面神経核の運動ニューロンに投射して顔面筋を制御します。このため脳梗塞などで意図的に表情をつくるときには顔面筋の麻痺がはっきりみられる場合でも，自然に表情が出るときには麻痺がはっきりしないことがあります。

舌の運動

舌の運動については，シルビウス溝周囲の運動野から内包前脚～膝部を通り，延髄まで下行して第四脳室底にある舌下神経核に至ります 図18 。舌は両側大脳皮質からの経路があるため，一側の皮質核路（皮質延髄路）の障害で完全に麻痺することはありませんが，やや対側優位の支配であるため，障害されると舌は対側にわずかに偏ります。構音や嚥下に関わる筋についても，運動野から皮質核路を経て，信号が疑核などに達すると考えられますが，詳細な神経経路は不明な点もあります。

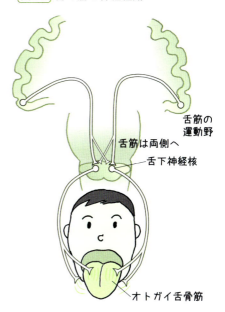

図18 舌の筋の神経経路

舌筋の運動野
舌筋は両側へ
舌下神経核
オトガイ舌骨筋

COLUMN　運動路が障害されると何が起きるか

- **脳梗塞**

中枢の運動路（1次ニューロンまたはその軸索）が障害されて，意図的な筋肉の動きができなくなる状態を**麻痺**といいます。原因として最も頻度が高いものに**脳梗塞**があり，片側の運動路がある部位で遮断されて反対側の手足の動きができなくなってしまうパターンの麻痺が多く，**片麻痺**とよんでいます。

脳の神経細胞は，血流と酸素の供給が数分途絶えるだけで生存できなくなります。脳の血管が閉塞するとその血管が灌流している神経細胞に栄養や酸素が供給されなくなるために，その血流が栄養している領域の脳の神経細胞が壊死する状態を脳梗塞といいます。**皮質脊髄路（錐体路）**が脳梗塞によりどこかの地点で障害されると，脳からの指令が脊髄前角ニューロンに到達できなくなり，そのニューロンによって支配されている筋の運動麻痺が起こります。運動路が脳からの運動指令を伝達することができなくなるからです。

皮質脊髄路が狭い領域に集中している部位で障害されると，強い運動麻痺の症状が現れます。大脳皮質の直下の段階では，広い皮質領域からの軸索の集中の程度はそれほどではありませんが，内包の後脚，さらにその下の大脳脚のレベルになると，神経線維の束は狭い領域に集中しています。このような部位で脳梗塞が生じると，それが小さな病変であっても多くの線維が障害されて強い麻痺が起こります。脳梗塞などで錐体路が障害されると，特に手指の細かい運動や足先の指の動きが障害されやすく，また呂律がまわりにくくなるのに対し，体幹に近い四肢の筋は障害されにくいです。手指，足の遠位筋，構音に関わる筋に伝わる情報は，皮質脊髄路で密に通っているためです。逆に四肢の筋でも体幹に近いほう，腕でいえば三角筋，上腕二頭筋，下肢でいえば大腿四頭筋，大腿二頭筋などの筋を支配する脊髄前角ニューロンは，一部両側の大脳半球からコントロールを受けるため，脳梗塞が起きても完全に麻痺するということはなく，粗大な動きは比較的保たれます。

　大部分の線維が**錐体交叉部**で左右が逆になるため，脳梗塞などによる運動麻痺は，錐体交叉部より上で錐体路が障害された場合には，障害部位の反対側に麻痺が起こるのが特徴です。それに対して錐体交叉部より下で障害が起きると，障害部位（病変）と同じ側で麻痺が起こります 図19 。

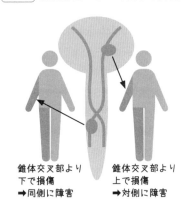

図19　損傷部位によって異なる障害

錐体交叉部より下で損傷
→同側に障害

錐体交叉部より上で損傷
→対側に障害

　脳血栓症が起きる部位は，一般には大脳皮質よりも深部白質や内包といった脳の深部の領域が多いです。

　total locked in（完全閉じ込め）症候群 図20 は意識があってものを考えることができても，それを外に向かってアウトプットがまったくできない状態です。運動路が広く障害され，四肢すべてへの運動出力，および顔面筋への出力も障害されます。ほぼすべての随意的な運動路が障害された，最も極端な状態であり，何を考え，感じていたとしても一切言葉や，手足の動きをもってそれを外に伝えることができません（目だけは動かせる）。

　脳底動脈の閉塞により延髄と橋の境界部，主に脳幹の橋腹側部が広範囲に

図20 完全閉じ込め症候群

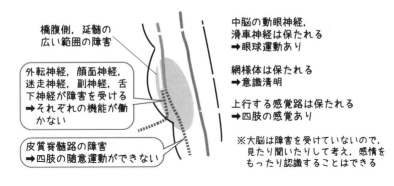

障害されることによって起こります。皮質脊髄路と，皮質核路の大部分が障害されるため，延髄の錐体交叉部で延髄以下にいく錐体路がすべて障害されるうえに，顔面筋を支配する顔面神経核およびそこから出る神経線維が障害されます。四肢の運動はいずれもできなくなり，**顔面の運動**（まばたきはできる），**咀嚼，嚥下，発話，呼吸もできなくなり，表情を示す，動く，話す，意思を伝達するコミュニケーションの手段がほぼなくなり**，眼球運動とまばたき以外のすべての随意運動が障害されます。後述の筋萎縮性側索硬化症という疾患でも，進行してくるとこの状態に近いことが起きてきます。

　脳梗塞では病変と対側の四肢筋が障害されると述べましたが，顔面筋については少し状況が異なります。中枢性の病変による顔面神経麻痺（中枢性顔面神経麻痺）では，病変と反対側の口輪筋（下部顔面筋の一つ）が麻痺しますが，上部顔面筋である前頭筋は障害されません。これに対し，末梢神経のレベルで顔面神経が障害される末梢性顔面神経麻痺では，同側の顔面筋が上部・下部とも麻痺します。このため，中枢性・末梢性顔面神経麻痺は前頭筋にしわ寄せができるかどうかで鑑別することができます。中枢性の顔面神経麻痺では，額のしわ寄せができますが，末梢性ではできません（p.142参照）。

・**筋萎縮性側索硬化症（ALS）**

　筋萎縮性側索硬化症では**上位・下位運動ニューロン**の細胞が減少していくことにより，四肢の筋力が進行性に低下するとともに，全身の骨格筋（横紋筋）が萎縮する疾患です（消化管などの壁にある平滑筋は障害されません）。全身の筋力低下と筋の萎縮の原因は，皮質脊髄路をなす運動野のニューロンと，これにシナプスを介して接続している運動ニューロン（脊髄前角細胞）の双

方が障害され，進行とともにそれらの数が減少していくことにあります（図21）。ALSでは進行とともに脳からの運動指令が筋に到達せず，全身の筋力低下が起こり，最終的には手足の筋肉はまったく動かすことができなくなります。

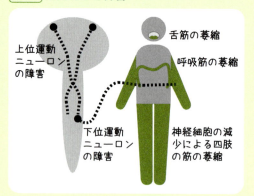

図21 ALSによる障害

下位運動ニューロンの大事な役割として，筋肉を収縮させるだけでなく，接続する筋に対して栄養因子を与えるという機能があります。そのため，下位運動ニューロンが障害されて数が少なくなると，その神経細胞が支配している筋も萎縮してしまいます。死亡した患者の脊髄を病理学的に調べると，神経細胞がなくなっている一方で，代わりにグリア細胞が増殖していることがわかります。剖検脳の脊髄の断面では，上位運動ニューロンの軸索が通っている脊髄の側索は瘢痕化し，硬化しているようにみえることから，筋萎縮性側索硬化症と名付けられています。ALSは筋力が低下するといっても，筋そのものの病気ではなく，筋を支配している運動ニューロンが障害を受ける疾患であるといえます。

さらに問題なのは，**横隔膜**，**呼吸補助筋**を含む胸郭の筋も横紋筋であるため，ALSの進行とともに萎縮していき，末期にはペラペラに薄くなってしまいます。呼吸による肺でのガス交換が十分にできなくなり，呼吸不全の状態になります。こうなるとマスクによる補助呼吸，もしくは気道に穴を開けて管を入れ，人工呼吸器につながないと生命を維持できなくなります。これに対し，**眼球運動を担う外眼筋**は保たれるので，最後まで眼の動きは保たれます。**視力**や**聴力**に関わる神経系，**感覚神経**，**自律神経**は保たれ，また**知能**も保たれます。

5章

感覚路

5章 感覚路

1 感覚路は入力系

　感覚路の旅路は末梢から始まります。末梢の感覚受容器からの感覚情報を整理・統合して，上行性の神経伝導路を通じて脳に至ります。脳に入っていくので入力系ともいわれます 図1 。感覚路というときの感覚は一般には体性感覚のことを指し，皮膚だけでなく筋や腱，関節などからくる体性感覚を含みます。視覚，味覚，嗅覚，聴覚などの他の感覚は含みません (p.206参照)。内臓からくる感覚である内臓感覚の旅はここでは取り上げず，自律神経の項で紹介します (p.273参照)。

図1 **体性感覚の入力：旅のはじまり**

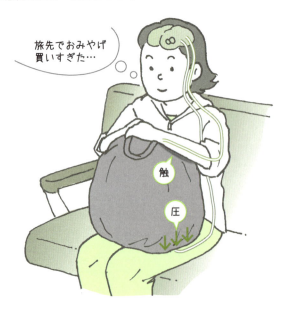

5章 感覚路

2 多種多彩な体性感覚

　体性感覚には皮膚の表面の感覚である触覚，温度感覚，痛覚などと，筋や腱，関節など身体の奥からくる深部感覚があります。感覚路の旅は身体の表面近くから出発したり，身体の奥深くから始まったりして，それぞれ経路も役割も違います 図2 (p.44，155参照)。

図2 表在感覚と深部感覚

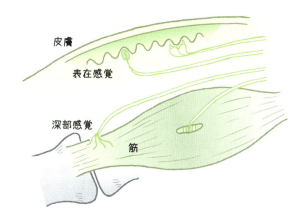

　皮膚の表面の感覚は**表在（感）覚**ともいい，温痛覚，粗大触圧覚，識別性触圧覚などがあります。一方，筋や腱，関節などからくる感覚はこれと違い，身体の表層でなく深部からくるもので**固有（感）覚**あるいは**深部（感）覚**とよばれます。固有感覚は関節位置覚といって関節がどの程度の角度で曲がっているか，また筋の固有感覚はどの程度筋が収縮しているか，あるいは筋にどの程度テンションがかかっているか，腱の感覚は腱がどの程度ひっぱられているかなどの情報を伝えます。固有感覚には，音叉などの振動が骨にある受容体に伝えられる振動覚という感覚も含まれます。触覚や痛覚だけでなく，関節の曲がり具合，筋の伸び縮みにも体性感覚が関わっているのですね。

5章 感覚路

③ 意識にのぼるか，のぼらないか

　感覚路の旅は，末梢からの体性感覚情報が末梢神経，脊髄，そして最終的に脳に到達します。一般には感覚というと触られたり，けがをして皮膚や関節に痛みを感じたりするときの感覚をイメージしますが，体性感覚情報は意識されるものと意識にのぼらないものがあります。

　そもそも身体からのすべての感覚が意識にのぼってきたら，情報過多になって処理しきれなくなって脳がパンクしてしまいます。そのため私たちが感覚情報を脳で処理するときに，感覚のある部分には意識的に注目しますが，他の情報は意識にのぼらないようになっています。筋肉や関節などからの感覚情報の一部は意識にのぼりますが，すべてが意識にのぼるわけではありません。感覚路の旅は大脳に達しない経路もあるのですね。

　例えば，立ってバランスをとったり，歩行したり運動したりするときのことを考えてみましょう。安定して動いたり，状況に応じて体勢を維持するためには，多くの筋を活動させるだけでなく，そのときの体勢に関する感覚情報がさまざまな関節や筋（固有感覚）などからきています。それを処理することによって身体のバランスをとり，筋の収縮やそのタイミングを調整していると考えられます。

5章 感覚路

4 感覚系の経路をたどる旅

　感覚器からの体性感覚情報の旅は感覚受容器から出発し末梢神経を経て，後根という感覚神経線維の束として背側（後側面）から脊髄に入っていき，脊髄内の特定の領域（主に後角）に到達します。その情報は脊髄の白質の中にある経路を上行し，脳幹を通じて最終的には脳に伝えられ感覚情報処理が行われます 図3 。

図3　脊髄での感覚神経の経路

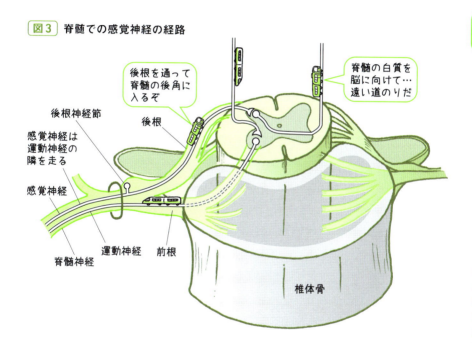

　意識的な感覚情報処理の場合，最終の到達地点は大脳になりますが，前述のように**小脳**に到達する感覚情報もあります。小脳は運動の制御やバランスの維持に重要な役割を果たし，その体性感覚情報によって運動を調整・修正し，正確な運動制御が可能になります（p.189参照）。

5章 感覚路

5 脊髄から脳幹，大脳に至る体性感覚路の旅

脊髄は体内の感覚情報を脳に伝える重要な経路です 図4 。

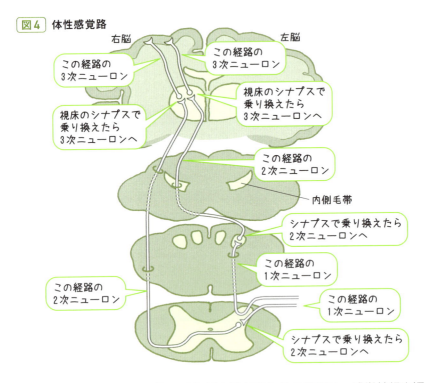

図4 体性感覚路

前述のとおり，皮膚や筋，腱などの受容器からの情報は，感覚神経を通って脊髄に到達しますが，この末梢神経の段階ではすべての感覚情報は同じ神経の束の中に含まれて伝導します．しかし，脊髄の中に入ってからは，感覚情報の種類によって経路が異なります．感覚神経は脊髄の中に入ると，**2次ニューロン**に接続し，今度はこの2次ニューロンの軸索が脊髄内の伝導路を上行し，脳幹にある核（視床，楔状束核・薄束核など）に到達して，**3次ニューロン**にシナプスで乗り換えをします．

脊髄視床路

　体性感覚情報が大脳に伝えられる主要な旅の経路に脊髄視床路（spinothalamic pathway）があります。脊髄から視床に向かうので脊髄視床路とよばれます。この経路は脊髄を上行して脳幹に到達し，さらに脳幹から視床へと伝わり大脳皮質に到達します。脊髄視床路には前脊髄視床路と外側脊髄視床路の2つの経路があります。

▶▶ 前脊髄視床路

　皮膚の毛小体，触小体などの皮膚受容器などを発車駅として，主に**触覚**や**痛み**などの感覚情報を伝えますが，**粗大な圧感覚**を主に伝えるものもあります。

　脊髄に到達した感覚情報は後面から脊髄の中に入り，その後1～2髄節程度後索を上行した後，脊髄の後角とよばれる灰白質の入口の部位に入ります。ここで次のニューロン，2次ニューロンに乗り換えです。この旅の経路はシナプス乗り換えや脊髄内での移動があって複雑ですので，経路図でたどってみましょう 図5 。2次ニューロンは脊髄の中で前交連を通って反対側の前外側に到達した後，前索を上行していきます。その後，この経路の到達点，**視床**に至ります。後述しますが，視床が終点ではなく，その後，**大脳皮質**への経路に乗り換えます。

> **COLUMN**
>
> ### 前脊髄視床路の障害
>
> 　この前脊髄視床路が障害されると，脊髄に入った部位以下のレベルで反対側の表在感覚（触圧覚）の異常をきたします。この経路は識別のない触圧覚を伝えますが，触圧覚は後索によっても一部伝えられるため，この経路のみの障害で完全に失われるわけではありません。

図5 前脊髄視床路

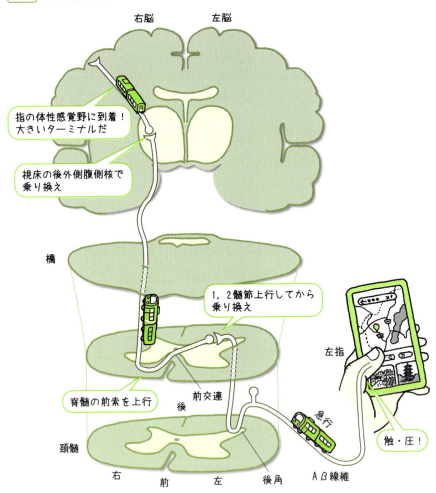

図6 外側脊髄視床路

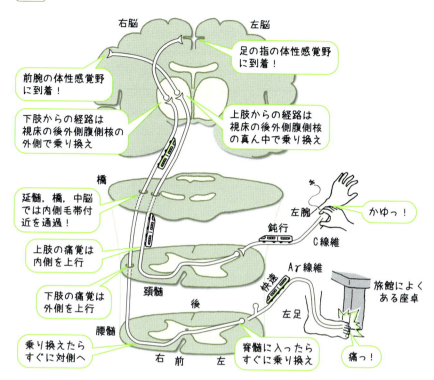

▶▶ **外側脊髄視床路**

　この経路は，脊髄の外側を通るため外側脊髄視床路とよばれ，**温度覚・痛覚**を伝えます 図6 。くすぐったい，かゆみなどの感覚もこの経路を通ります。脊髄の後面から脊髄の中に入り，後角で2次ニューロンに接続する点は前脊髄視床路と同じですが，こちらはすぐに前交連，灰白質を通って反対側に行き，前外側に到達した後，側索を上行していきます。**内側毛帯**付近を通過した後，**視床**に到達します。3次ニューロンは視床VPL核で乗り換えし大脳皮質感覚野に至ります。

　この外側脊髄視床路は，後述する後索を通る感覚経路と同様，**体性局在**があります。脊髄表面に近い外側のほうから，足，体幹，手のそれぞれの情報を伝える経路に分かれています（p.115コラム参照）。旅の経路が分かれているおかげで，手や足の感覚をそれぞれ感じられるわけですね。

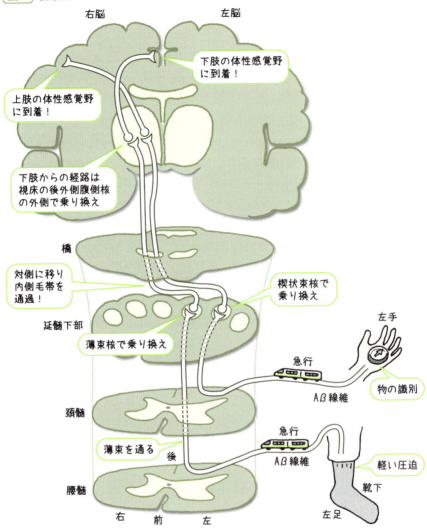
図7 後索路

▶▶ 後索路

　後索路は体性感覚情報が大脳に伝えられるもう１つの主要な経路で，**固有感覚**や皮膚の感覚受容器からの**触圧覚**を伝えます 図7 。１次ニューロンは後根を経て脊髄に入ると，後索を上行していきます。後索の旅は外側脊髄視床路と同じように経路が並走していて，内側から足，体幹，手からの情報を伝える線維が走り，**体性局在**が認められます。１次ニューロンは後索路を上行して，足からの経路は延髄下部にある**薄束核**，手からの経路は**楔状束核**に到達し，シナプスで２次ニューロンに乗り換えます。２次ニューロンは脳幹の中で対側に移動して，**内側毛帯**を通って**視床**に到着します。３次ニューロンは視床の外側後腹側核（VPL核）を通じて大脳皮質感覚野に至ります。

5章

COLUMN
後索の障害

　後索が障害されると身体の姿勢に対する知覚が障害されます。関節覚の信号が中断されるため，眼を閉じると自分の四肢の関節がどのような位置にあるかわからなくなります。健康な人が眼を閉じても立っていられるのは，視覚情報がなくても下肢の関節の**固有感覚**の情報が脳に到達するからです。身体のバランスがわずかにずれても，これらの感覚情報を使って脳が筋の収縮を修正するので倒れないで済みます。そのため後索が障害されると，眼を閉じたときに立位を保てなくなります（ロンベルグ徴候）。例えば，固有感覚が障害された患者では，洗面所で顔を洗うときに閉眼すると立っていられなくなり倒れてしまいます。後索はものの大きさ，形，材質を識別できるような皮膚の圧受容器，触受容器からの**識別覚**の情報も伝えています。そのため障害を受けると，身体の一部を２カ所同時に触られたとき，それが２つであると感じる感覚（**二点識別覚**）がわからなかったり，手の中に置かれたものを触れてもそれが何かわからない，手のひらに検者が指で書いた文字を認識できない，などの症状が出現します。後索の障害では振動覚も低下します。

▶▶ **脊髄小脳路**

　脊髄小脳路は振動覚，固有覚などの感覚情報を小脳に伝える経路です。これまでの感覚路と違い，脊髄から視床を介して大脳に感覚情報を伝えるのでなく，脊髄から小脳に感覚情報を伝えるため，脊髄小脳路とよばれます 図8 。この経路は**筋紡錘**や**ゴルジ腱器官**からの情報，すなわち末梢神経のⅠa線維の情報を小脳に伝える経路であり，前脊髄小脳路と後脊髄小脳路の2つの経路があります。この系を通過する感覚情報は意識にのぼることはあ

> COLUMN
>
> ## 体性感覚誘発電位
>
> 　体性感覚誘発電位という手法を用いて後索路を感覚情報が伝わる様子を，体外から非侵襲的に記録することができます。生体に体性感覚刺激を与えると（例えば正中神経に電気刺激を加えるなど），それに対する反応が感覚伝導路を経て大脳皮質にまで伝えられます。その際，感覚情報の信号がシナプスを変えるごとに，そのときの電位が対外（皮膚の上）から記録できます。実際には，この電位は非常に小さいものであるため，1回の刺激ごとの記録ではさまざまなノイズのなかにうずもれて隠れてしまいます。大脳皮質あるいは途中の伝導路上の皮膚に電極を置いて，中枢神経内で生じる電気活動に由来する電位を記録します。そこで何回も刺激のタイミングに合わせて加算平均して感覚刺激による反応を抽出したものを**体性感覚誘発電位**（sensory evoked potential：SEP）といいます。手首で正中神経を電気刺激して，そのときの信号が腕神経叢に到達するまでが大体9 ms，末梢神経が脊髄内に入って頚髄後角の介在ニューロンにシナプスするまでが13～14 ms，そこから2次ニューロンが上行して楔状束核に達するまでが約14 ms，大脳皮質に到達するのが18～20 msと考えられています。末梢神経の感覚神経活動電位が導出不能であっても，より上位の誘発電位，例えばSEPの皮質成分はしばしば導出することができます。感覚路のシナプス部は，いわば感覚の信号の増幅機能を果たしていると考えることもできます。このような増幅機能はごくわずかな感覚入力でもきちんと脳で検知できるようにする一つの仕組みなのかもしれません。

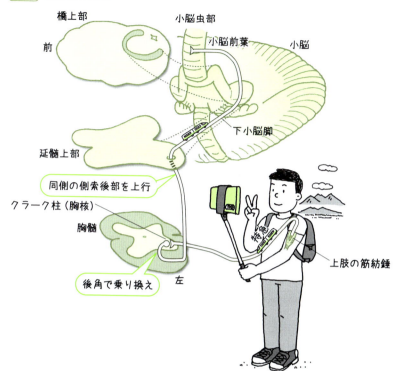

図8 後脊髄小脳路

りませんが，関節や筋からの情報を小脳に伝え，身体の運動を調節し，**運動の滑らかさや正確さを維持する**うえで重要な役割を果たします。前，後どちらの脊髄小脳路も脊髄の側索を上行し，最終的に**同側の小脳**に至ります。脊髄小脳路に異常が生じると，運動障害や協調運動が困難になるなどの症状が現れることがあります。

　末梢神経で最も早く伝導するⅠa線維は，一部が前角の運動ニューロンに到達し，シナプスを介して単シナプス反射弓を形成することは前述のとおりです。しかし，それ以外のⅠa線維は脊髄後角にあるクラーク柱もしくは胸核（脊髄のうち第8頸髄から第2腰髄のレベルにわたって存在する）といわれる部分に達し，ここでシナプスを介して，2次ニューロンに乗り換えます。この2次ニューロンは**後脊髄小脳路** 図8 として側索の後部を上行し，延髄のレベルで**下小脳脚**という神経の束に入って，**小脳（小脳虫部）**に到達します。

図9 前脊髄小脳路

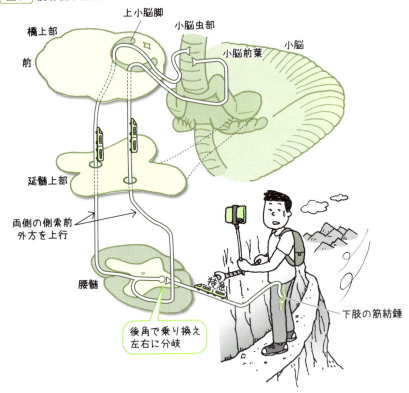

　一方，Ⅰa線維の一部は，後角，あるいは脊髄灰白質内で2次ニューロンにシナプスします。この2次ニューロンは，同側と対側に分岐して，脊髄の両側で側索前外方を上行していきます。前述した後脊髄小脳路より高位の脳幹，すなわち中脳のレベルに達した後，**上小脳脚**という神経束に入っていき，最終的に**小脳虫部**に到達します 図9 。これを**前脊髄小脳路**といいます。

　脊髄小脳路が到達する小脳の部位は，脊髄小脳とよばれています。小脳虫部は筋肉のトーヌスや拮抗筋，共同筋の働きを統合する役割，身体のバランスなどに関わる小脳の部位であり，発生学的に古いため旧小脳ともいわれています。そのため，この経路が障害されると身体のバランス障害などが起こりやすくなります（p.200参照）。

5章 感覚路

6 視床
～脳幹と大脳の間を結ぶ中継ステーション

　視床は嗅覚を除くすべての感覚が大脳に上行する際の求心性の情報の中枢であり，感覚情報が大脳に入っていくときの中継ステーションとなっています 図10 。

図10 視床の後外側・後内側腹側核

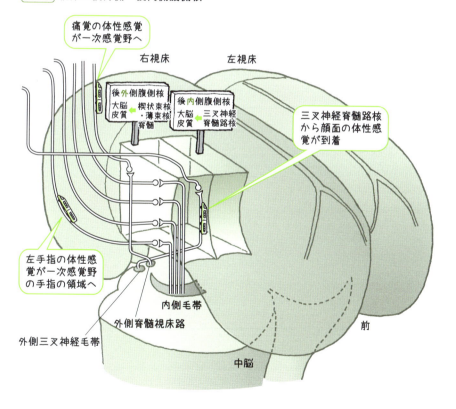

視床に到達した体性感覚の情報は**後外側腹側核**（ventroposterolateral nucleus：VPL核）に到達し，シナプスを介して3次ニューロンに乗り換えして，この3次ニューロンが大脳皮質の感覚野に到達します。視床から感覚野に上行していく線維は内包後脚（運動神経の線維が通っている内包後脚よりは後方の部位）を通り，大脳皮質の一次感覚野などに到達します。この視床VPL核では，頸髄，胸髄，腰髄，仙髄領域からの感覚情報が下から上に向かって順番に並んでいます。これに対し顔面からの体性感覚の情報は，三叉神経を介して**後内側腹側核**（ventroposteromedial nucleus：VPM核）を経由して大脳皮質の感覚野に至ります。

7 感覚路の終着点：体性感覚野

いよいよ感覚情報の到着点です．感覚情報は最終的に**大脳皮質頭頂葉の体性感覚野（一次感覚野，ブロードマンの3，1，2野）**とよばれる大脳皮質領域に到達し処理されます．一次感覚野は中心溝後方の**中心後回**に位置し，中心前回に存在する運動野と相対する形で，中心溝をはさんで内外側方向に広がっています 図11 。

図11 体性感覚野

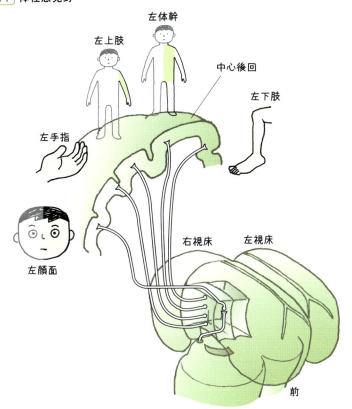

体性感覚野にも運動野と同様に身体の各部位に対応した**体性局在**（逆さ小人，あるいはホムンクルス）が存在します。一次感覚野のうち一番大きい領域を占めるのが，中心後回の中ほどにある**手の指の運動**を司る領域です。その外側にはのど，顔面の領域，中間には手指や手を含む上肢の領域，内側には体幹さらに足の領域が占めています。手，のど，顔面が広い領域を占めているのに比較して，体幹の筋，手足の筋でも中枢に近い部位などは感覚野内で占める領域は小さいのが特徴です。感覚野は体性局在があるだけでなく，感覚の種類によっても領域が異なっているのも特徴です。3a野へは**深部感覚（筋紡錘）**が，3b野へは**触圧覚**が主に入力し，2野には**位置覚**が入るとされています。より高次の感覚の処理については，一次感覚野から二次感覚野，その他の脳領域に情報が送られることで行われます（p.205参照）。

COLUMN
感覚路の障害とその症状

・**脳梗塞**

　感覚路が走行する部位に梗塞が起こると，対側の半身に感覚障害やしびれなどを生じます。このような症状は特に感覚路の神経束が集中して通過している部分，例えば内包後脚，視床などに脳梗塞が生じるような場合に起こりやすくなります。視床が障害されると，ここを通過する感覚情報が遮断され，深部感覚障害や慢性期には視床痛といって焼けるような痛み（自発痛）を生じることもあります。

・**脊髄梗塞**

　頚髄の径は約1〜2cm，胸髄では約1cm前後の小さい構造で，断面は楕円状です。この小さい構造の中にこれまで述べた各種の伝導路，神経細胞が集中しています。外傷などによる脊髄損傷，脊髄梗塞の血管障害，炎症，脱髄などの疾患が起こると，その高さのレベルで横断するパターンの障害が生じます（横断性脊髄炎）。そのレベルで脊髄を通る運動線維，感覚線維などの伝導路がすべて障害されると，その髄節レベル以下で両側下肢の運動障害（対麻痺），感覚障害が両側に生じます。

　血管障害などでより特異的に感覚路，運動路が障害された場合，特徴的な症状のパターンが起きることがあります。脊髄はその前面2/3が前脊髄動脈

に，後ろ1/3が後脊髄動脈により栄養されています 図12 。前脊髄動脈が閉塞する**前脊髄動脈症候群**では突然の胸背部痛，下肢の激痛などで始まり，発症数時間以内に両下肢の麻痺（**対麻痺**），または四肢麻痺が出現します。これは脊髄前面2/3の梗塞により，脊髄の前角，さらに側索を走っている皮質脊髄路（錐体路）が障害されるからです。初期には両下肢の麻痺が起こり，下肢がぶらぶらになる脊髄ショックの状態となりますが，やがて時間とともに腱反射も亢進し足がつっぱる状態（痙性対麻痺）に移行します。脳梗塞でも起こるような脊髄反射経路における下肢のバビンスキー反射，チャドック反射も陽性になります。脊髄を下行する排尿の神経もおかされ**膀胱直腸障害**も起こります。一方，感覚障害もみられ，脊髄の側索を上行する外側脊髄視床路もおかされるため，障害されたレベル以下の温痛覚の低下あるいは消失を認めます。その一方で脊髄の後索は障害されないので，深部感覚は保たれるのが特徴です（**解離性感覚障害**）。

・脊髄腫瘍

　脊髄腫瘍には，脊髄内で発生する髄内腫瘍と脊髄外に発生して脊髄を外から圧迫する髄外腫瘍があります。悪性の髄内腫瘍は，しばしば脊髄の中心部に生じてまわりに広がっていきます 図13 。髄内腫瘍では仙髄領域の温痛覚が保たれる，**sacral sparing**という感覚障害を認めることがあります。これは側索を上行する脊髄視床路の感覚線維には体性局在があり，脊髄表面に近い外側のほうから足，体幹，手からの情報を伝える線維が走っているからです。脊髄の中心部から障害されていけば，手の領域（頚髄-胸髄領域）が障害されやすく，足（仙髄領域）の線維が一番保たれやすくなります。逆にいうと，脊髄腫瘍が疑われる症例で，このような感覚障害の進展がみられ

図12　前脊髄動脈症候群

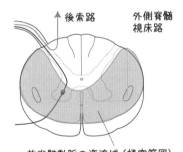

図13　脊髄腫瘍

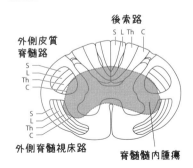

る場合には，脊髄中心部に生じた腫瘍がだんだん広がっていることが示唆されます。

- **ブラウン・セカール症候群**

脊髄半切症候群ともいわれ，脊髄の半側もしくは一側の外側が障害された際に起こり，特徴的な運動麻痺や感覚障害などを示します。純粋に脊髄が半切される状態は動物などで実験的に行わないと起こりませんが，臨床例で脊髄の半側が障害されて，これに近い状況が生じることがあります。病変と同側では運動麻痺，位置覚，識別覚，振動覚などの深部感覚障害および一部の触覚障害が起こり，反対側では温度覚，痛覚の障害と軽い触覚障害が生じます（図14）。運動麻痺と深部感覚障害は同側の皮質脊髄路，後索が障害されるためであり，反対側の痛覚が障害される理由は，交叉後の外側脊髄視床路の障害が起こるためです。同側の温痛覚は外側脊髄視床路が交叉してしまっているため障害されません。このように深部感覚障害と表在感覚障害の側が逆になるのが特徴です。特徴的な感覚障害のパターンから脊髄のどちらの側がより障害されているか，病変から判断できます。

図14 **ブラウン・セカール症候群**

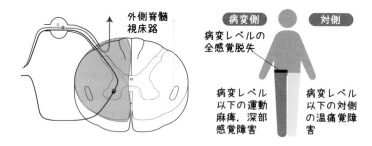

- **後索の障害**

後索の障害は，梅毒感染の晩期の症状（晩期神経梅毒）である**脊髄癆**（せきずいろう）でみられます。後索に経路がある振動覚，位置覚などの深部覚障害，識別覚の障害が生じます。位置覚が障害されるために，立った状態で閉眼をしていると自分の足からの深部覚の情報が達しないため，下肢の筋力があっても立っていられない状態になります。また，関節位置覚の障害のため，関節に過大な力がかかっても気がつかず，**シャルコー（Charcot）関節**とよばれる関節の破壊が起きることもあります。後索障害では感覚過敏がみられ，数分から数時間続く背部から下肢に刺すような電撃痛を起こすこともあります。

6章

脳神経

6章 脳神経

1 12の多彩な脳神経の旅

脳神経は脳幹のうち，**延髄，橋，中脳**から出る末梢神経です 図1 。

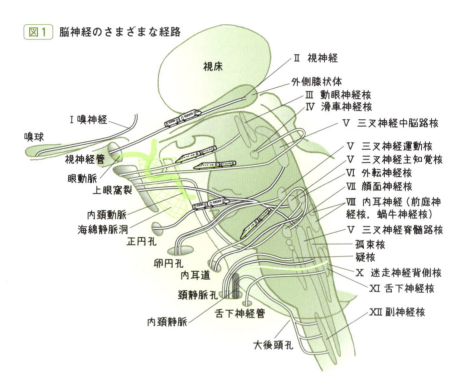

図1 脳神経のさまざまな経路

　脊髄神経が脊髄から出るのに対して，脳神経は脊髄より上の脳幹から出ますが（嗅神経，視神経は脳から），脊髄神経にない特徴があります．脊髄神経は体節ごとに脊髄の前面から運動神経などが出て，後面からは感覚神経が入っていきます．これに対し脳神経は左右12対の神経があり，運動神経，感覚神経が単独，あるいは双方が混在し，さらに自律神経が含まれていることもあります．脳神経の旅は12回楽しめるうえに，それぞれがイベントに満ちています．複雑ながら，めくるめく旅になると思います．

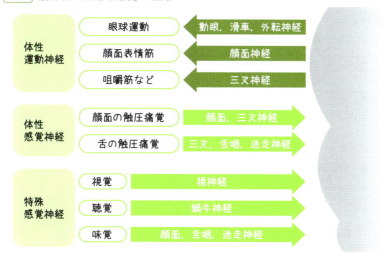

図2 脳神経の運動と感覚の経路

脳神経の中の体性神経

　脳神経は脳幹の頭側から尾側に向けて上から順に番号がつけられています。運動神経は脳幹を出た後，頭蓋底の孔を通り，それぞれが支配する臓器や器官に至ります。感覚神経は逆に頭蓋底の孔から頭蓋内に入り，脳幹に向かいます 図2 。

　脳神経は主として頭部の筋の運動，感覚に関わる働きをしています 図2 。まず，脊髄神経と同様に筋をコントロールする運動神経があります（**体性運動神経線維**）。頭部の筋には身体の一般的な筋にはない特殊な筋肉，例えば顔の表情を調整する顔面表情筋や咀嚼に関係する咀嚼筋，飲み込みに関係する咽頭喉頭筋，頚部の筋などがあります。これらは胎生期に身体が形成されていくときに頚部にみられ，系統発生的には鰓に相当する鰓弓由来の筋です（鰓弓運動神経線維）。次に顔面の体性感覚（**体性感覚神経線維**）を司る線維のほか，視覚，聴覚，味覚など特殊な感覚を司る感覚線維があります（**特殊感覚神経線維**）。感覚神経は脳幹を経て大部分は視床に至り，ここでニューロンを乗り換えてそれぞれの感覚情報を処理する大脳の領域に向かっていきます。

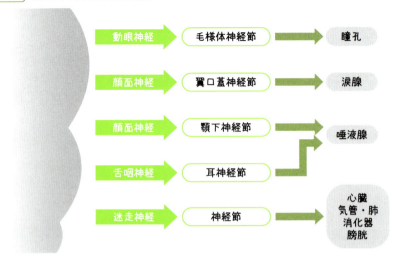

図3 脳神経の自律神経の経路

脳 神経の中の自律神経

　脳神経には自律神経，すなわち瞳孔径を調節したり，腺（涙腺，唾液腺）の分泌，血管の平滑筋を調節する線維なども含まれます。自律神経には交感神経，副交感神経の両方がありますが，これらは単独の神経を形成するわけではなく，脳神経の線維に入り込んで（いわば乗り入れして），一緒に走行し頭部の臓器をコントロールします。副交感神経は脳神経のうち，迷走神経，顔面神経（中間神経），舌咽神経を介して脳幹から出た後，自律神経節を形成しますが，そのような神経節として，毛様体神経節，翼口蓋神経節，顎下神経節，耳神経節などがあります 図3 。ここには，脳幹から出た節前神経が節後神経に乗り換えするシナプスがあります。一方，交感神経は脊椎の脇を通っている交感神経幹から血管の周囲などを通りながら頭部に至り 図3 （p.269参照），節後神経が頭部の腺（涙腺，唾液腺），瞳孔，平滑筋などに到達します（**内臓運動線維**）。脳神経のうちの迷走神経（副交感神経系）は胸部，腹部まで経路を伸ばして，心筋，消化管を含む胸腹部の臓器を広くコントロールします。咽頭，喉頭，気管，消化管など内臓からの感覚を伝える線維も存在します（**内臓感覚線維**）。

2 嗅神経 第Ⅰ脳神経
～視床で乗り換えずに大脳へ

嗅神経は，嗅覚を司る脳神経で，比較的シンプルな経路です 図4 。

図4 嗅神経の経路

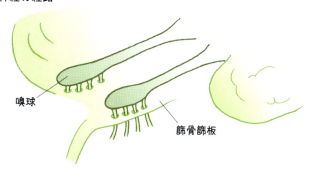

嗅球
篩骨篩板

　鼻腔の上鼻甲介や鼻中隔を覆う鼻腔粘膜の嗅上皮には嗅細胞が豊富に存在し，粘膜からの刺激を感知してその情報を脳に送ります（p.218参照）。嗅細胞は双極細胞であり，中枢枝，末梢枝がありますが，中枢枝は数百の嗅神経線維となり，寄り集まって片側約20本の嗅糸を形成し嗅神経となります。篩骨篩板の孔を通り抜けて頭蓋底に入ると，嗅神経は**嗅球**のシナプスで乗り換えし2次ニューロンに情報を伝えます。これが側頭葉の鉤部から前頭葉内側面の嗅皮質に至り，ここで嗅覚情報が解釈され識別されます。嗅覚は皮質に到達する際に視床を経由しない唯一の感覚神経です。

> **COLUMN　障害されるとどのような症状が起きるか。**
>
> 　一側が障害されると障害側の嗅覚低下が起こります。パーキンソン病では両側で嗅覚低下が起こりやすく，症状に先行してみられることもありますが，嗅球などにシヌクレインという異常タンパクが集積することによります。

3 視神経 第Ⅱ脳神経
～光が脳に届くまで

　視神経は，眼球の網膜からの光の刺激を感知して，脳へ情報を伝える重要な神経です．視覚の経路では，網膜からの情報が視神経を通り，視床を介して左右それぞれの大脳の対応する半球に伝わります 図5 ．

図5 視覚の経路

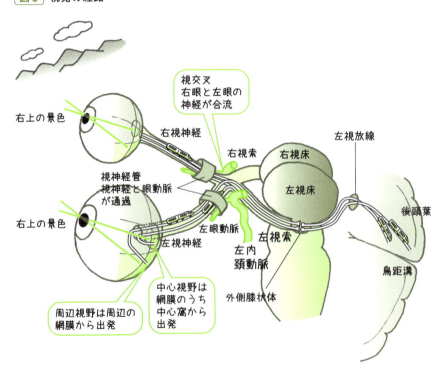

網膜で受け取られた光はまず網膜の**錐体細胞**および**桿体細胞**において光化学反応を起こします（p.206参照）。この信号が網膜内の神経細胞を介して，**神経節細胞**から出た視神経線維は網膜の鼻側にある視神経乳頭とよばれる円形の領域を通って網膜から出て，視神経となって視交叉に向かいます。**視神経乳頭**は視神経線維が束になって眼球を出る場所であり，また眼動脈と眼静脈が眼球に入る（または出る）通り道でもあります。検眼鏡で白っぽい円形の領域として観察できますが，視細胞が存在せず光に感受性がないため，**盲点**が生じます。

　視神経の軸索は視神経管を通って，間脳で左右の視神経が交叉する**視交叉**まで一直線に伸びます。視交叉で視神経の軸索の約60％が一部の線維は反対側にわたって交叉し，残りの40％は同じ側の視床と中脳に向かって進み，**視床の外側膝状体**で次の神経に乗り換えをします。視交叉とはいうものの，すべての神経が交叉するわけではありません。左右の眼の網膜の左側の情報が左の外側膝状体に向かいます（p.208参照）。左右の眼の網膜の右側の情報は右の外側膝状体に向かいます。この外側膝状体を出た後は大脳白質の**視放線**とよばれる部分を通り，脳の**後頭葉**に到着します。**鳥距溝**という溝に沿って存在する後頭葉の一次視覚（または線条体）皮質に達し，ここで視覚の情報処理が行われます 図5 。

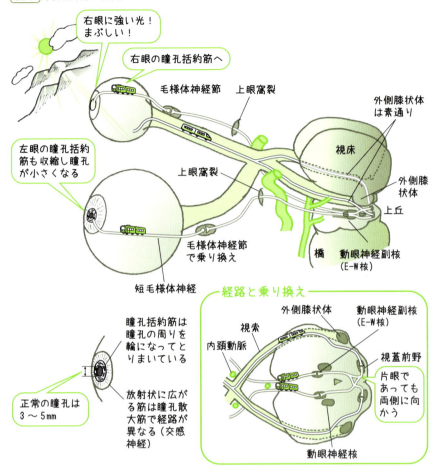

図6 対光反射の経路

　視神経の軸索の一部は視床と中脳の間にある視蓋前野という領域にも両側性に達し，中脳の動眼神経（脳神経Ⅲ）の核の近くにある**動眼神経副核（エディンガー-ウェストファール核：E-W核）**に至りシナプスで乗り換えをします 図6 。この情報は意識的に処理されるわけではありませんが，**対光反射**〔光を眼にあてると瞳孔径の縮小（縮瞳）が起きる現象〕の調整中枢として重要です。対光反射の経路をたどると，光が網膜に当たり視神経，視交叉，視索を通りますが，外側膝状体ではなく，E-W核を経由して毛様体神経節で乗り換えをして，虹彩にある瞳孔括約筋につながり収縮が起こります。

COLUMN
視覚が障害されると何が起きるか

　視覚障害は神経の経路のどの部分で生じるかによって，視野の見え方が変わります．網膜や視交叉前の視神経の障害では，同じ側の急激な視力の低下や視野の真ん中が見えない（**中心暗点**），上または下半分が見えなくなるなどの異常が起きます 図7 。視交叉を過ぎた経路で視神経が障害されると，視神経は視神経路から両側の軸索に向かうため，障害された側と反対側の視野が見えなくなります（**同名性半盲**）．視交叉部の障害があり，視交叉の中心部が障害されると両眼の耳側が見えなくなる，すなわち左眼の視野は中心よりも耳側（左視野）に視野障害が起こり，右眼の視野は中心よりも耳側（右視野）に視野障害が起こります（**両耳側半盲**）．脳腫瘍などがあって頭蓋内圧が亢進すると，**視神経乳頭の腫れ**が起こることがあります．

図7 視覚経路の障害

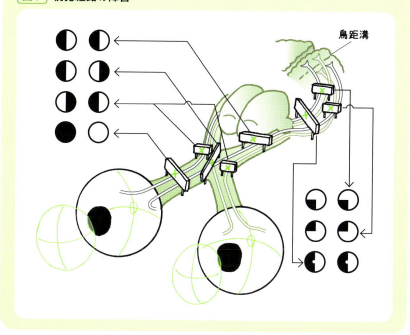

6章 脳神経

4 動眼神経 第III脳神経
～眼のお仕事いろいろやります！

　眼球運動に関わる神経として，動眼神経，滑車神経，外転神経があります。眼球を動かす方向によって3つの経路に分かれているのですね。とりわけ動眼神経は，眼球運動のコントロールにおいてメインの役割を果たす神経で，運動成分が主体です。眼球を動かす外眼筋は上下左右の眼球運動を制御する筋として，内直筋，上直筋，下直筋，下斜筋，外直筋，上斜筋がありますが，そのうち動眼神経は**内直筋，上直筋，下直筋，下斜筋**をコントロールしています 図8 。このほか，上眼瞼を上げる**上眼瞼挙筋**の運動も動眼神経が行っています。動眼神経には眼球運動を行う経路以外にも，瞳孔の径を調節し水晶体（レンズ）に入る光の量を調節するための運動を司る，自律神経系の経路もあります。さらに，毛様体筋により水晶体の厚みを調節してピントを合わせる経路もあり，眼球内に向かう神経の旅もあります。

　動眼神経は中脳の最吻側で上丘の高さにある動眼神経核から出発します 図8 。動眼神経核は外眼筋，上眼瞼挙筋につながる神経，そして副交感神経の出発地となります。副交感神経節前線維の成分は，前述した動眼神経核の背側・吻側に隣接する動眼神経副核（E-W核）から出て，中脳の赤核の近く，正中付近から腹側に走って合流し，一部は赤核を貫通して脚間窩から動眼神経となって中脳の外に出ていきます。中脳前面にある脚間窩を通り，後大脳動脈と上小脳動脈の間を抜け，内頚動脈-後交通動脈の脇を通って海綿状脈洞（内頚動脈の脇）に至ります。その後，上眼窩裂から頭蓋骨を出て眼窩内に入ります。動眼神経の上枝は**上眼瞼挙筋，上直筋**に向かい，下枝は**内直筋，下直筋，下斜筋**を目的地とします。下枝はさらに毛様体神経節にも分岐します。この経路はE-W核由来の副交感性線維であり，毛様体神経節で乗り換えをした後，短毛様体神経となって毛様体筋と瞳孔括約筋に向かい，眼球の先端にある水晶体と虹彩に到達します 図9 （p.124，128参照）。

図8 上を見るときの経路

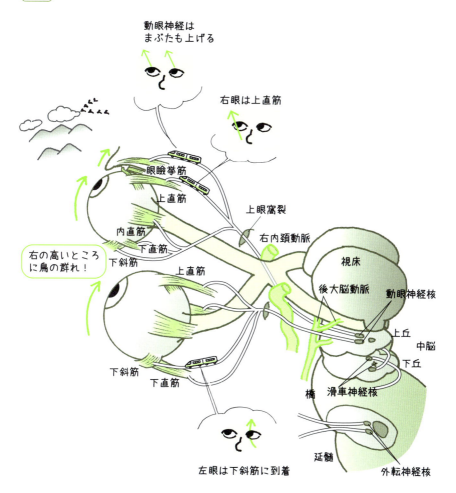

図9 調節反射と輻輳反射の経路

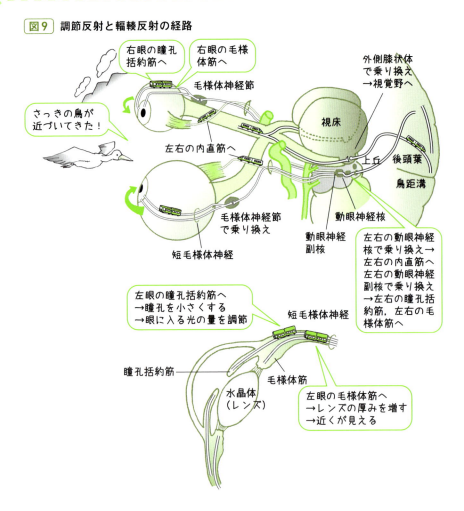

　E-W核はp.124で述べたように対光反射に関わります（p.124図6参照）。片眼だけに光を当てた場合も，両眼の瞳孔が収縮します（光を当てた側の縮瞳を直接対光反射，対側の縮瞳を間接対光反射とよびます）。また，見ている物が近づいたり遠ざかったりしたときに，水晶体のふくらみを変えてピントを合わせる機能を**調節反射**といい，遠方視から急にごく近く（10〜20cm程度）を見るときに両眼が内転（いわゆる寄り目の状態になる）し，瞳孔が収縮する反射を**輻輳反射**といいます。調節反射と輻輳反射を合わせて**近見反射**といいます 図9 。顔の近くのものを見るときに寄り目になってい

128

るような状態です。内直筋の刺激が三叉神経中脳路核を経てE-W核に伝わるために起こります。

　瞳孔散大筋は瞳孔括約筋とは反対に瞳孔を散大（大きく）する筋ですが，瞳孔括約筋を副交感神経が調節しているのに対し，**交感神経**の経路をたどります（p.276図8参照）。頸部交感神経系から三叉神経の枝である眼神経（p.135三叉神経参照）として眼窩内に入り，その後分かれて鼻毛様神経となります。鼻毛様神経はさらに分かれて長毛様神経となり，眼球内に入り毛様体と瞳孔散大筋に到達します。痛み刺激により交感神経が刺激されると，視床下部から上記の経路を通って交感神経線維（頸部）を経て瞳孔散大筋に伝わります。そのため，疼痛刺激を顔面，頸部，胸部，上肢に与えると両側の瞳孔が1〜2mm散大します（**毛様体脊髄反射**）。上眼瞼挙筋にも交感神経で支配される成分があり（ミュラー筋），交感神経が活動すると眼瞼が開きます。

6
章

COLUMN
動眼神経が障害されると何が起きるか

　動眼神経が障害された場合には麻痺が生じると，外上方，外下方，内方，内上方，内側への運動が障害され患眼は外方もしくは外下方に偏位します。眼球運動は両目の微細な共同運動であり，注視方向により眼軸が両目でそろわなくなり，網膜像に正しく像が生じなくなるため，ものが二重に見える症状が起きます。この症状を複視とよびます。また，動眼神経が麻痺すると眼瞼下垂や散瞳が起こり，**対光反射・輻輳反射**が消失します。

6章 脳神経

5 滑車神経 第Ⅳ脳神経
～脳幹の裏側からやってきた脳神経

　脳神経のなかで最も細い神経で，**上斜筋**の運動をコントロールする運動神経です。外眼筋のうち眼球を内下方（鼻側下方）に回旋させる働きがあります。滑車神経核の出発点は中脳の動眼神経核のすぐ下にあります 図10 。

図10 左下を見るときの経路

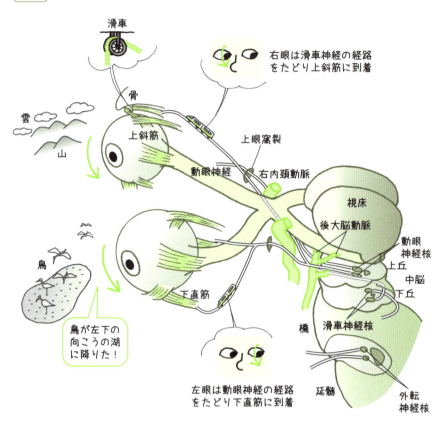

ちょっと変わった経路をとり，脳の背側から出て走行する唯一の脳神経です。滑車神経核から背中側に向かって出発し，さらに中脳で交差し，下丘の下部から脳幹背側に出ていきます。その後，中脳外側面を小脳テント内側縁に沿って背面から腹側に向かい，上眼窩裂から眼窩に入り上斜筋に到着します。海綿静脈洞外側壁内では動眼神経の下，三叉神経第1枝（眼神経，後述）の上を走行します。上斜筋は眼球を内側に回転させて，内側（鼻側）や下向きに動かします。

COLUMN
障害されると何が起きるか

　滑車神経に障害されると上斜筋の麻痺が起こります。眼球は健側上方へ，また外側に偏るため**複視**が起き，階段の下降が困難になることがあります。滑車神経障害のある患者は複視を軽減するため頭を健側に傾け，代償性頭位をとり，視線を調節することがあります（**Bielshowski徴候**）。逆に，頭を患側に傾けると眼球の偏倚と複視は増強されます。原因不明ですが，しばしば外傷性や先天性，脳血管障害，腫瘍などが原因となることがあります。

6章 脳神経

6 外転神経 第Ⅵ脳神経
～眼を外転させるだけですが何か？

　第Ⅴの三叉神経の旅に出る前に，もう一つ眼球運動に関わる第Ⅵの外転神経を見ていきましょう 図11 。

図11 左を見るときの経路

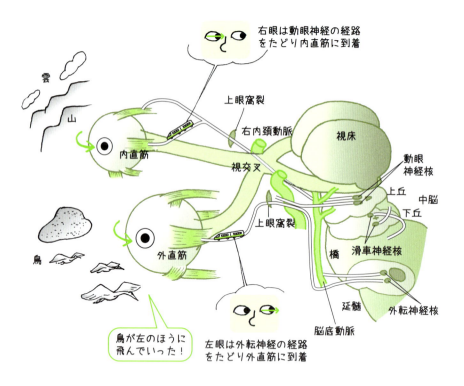

132

眼球の外転（外側への動き）を制御する運動神経です。外転神経核は橋の尾側で第四脳室底にあり，ここから内側毛帯を通過し橋延髄移行部，顔面神経に近いところで脳幹を出ます。脳底動脈とともに橋に接して走行し，海綿静脈洞内を三叉神経Ⅰ枝，Ⅱ枝と一緒に走行します。上眼窩裂を通って頭蓋骨から出て眼窩内に入り，眼球の外転をコントロールする**外直筋**に到達します。

COLUMN
障害されるとどのような症状がでるか

外転神経は脳神経のなかで走行距離が最も長いため障害されやすいです。糖尿病や頭蓋内圧亢進などでも障害が起こります。外転神経が障害されると，病側の眼球の外転ができず，患眼は内方に偏位します。障害された側の眼球は上内方を向きます。

6章 脳神経

7 三叉神経 第Ⅴ脳神経
～脳神経の中で一番ややこしい!?

　脳神経最大の神経で，感覚神経と運動神経を含み，経路の広がりが大きくさまざまな目的地に向かいます。口腔，鼻腔粘膜，舌，歯などの顔面頭部の感覚（触覚，痛覚，温度など）と顔面にある筋肉のうち咀嚼筋の運動を司ります。「三叉」神経だから3つだと思っていたら，さらに枝分かれしているので，地道に経路をたどってこの神経の旅の全容を見ていきましょう 図12 。

図12 三叉神経の4つの核

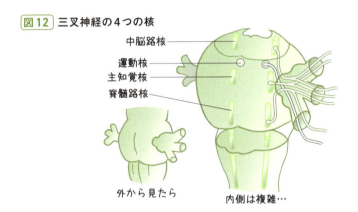

中脳路核
運動核
主知覚核
脊髄路核

外から見たら　　内側は複雑…

　三叉神経の出発地から順に見ていきましょう。起始する脳幹の核には咀嚼筋などの運動を担う**運動核**と，深部感覚（固有知覚）を司る**中脳路核**，触覚・圧覚を司る**主知覚核**，温痛覚を司る**脊髄路核**の4つがあります。運動線維は運動核から始まり，感覚線維はそれ以外の3つの核に入力します 図12 。
　経路は脳幹上部の中脳・橋の境界部腹側から前外側を通り，側頭葉内側のテント切痕部を通過して硬膜を貫通した後，上眼窩裂，正円孔，卵円孔を経て頭蓋骨から出て3本に分岐します。その三つ叉の形状から三叉神経と名付けられています。3本に分岐した神経は，**第1枝 眼神経（V1），第2枝 上顎神経（V2），咀嚼筋の運動を司る第3枝と下顎神経（V3）**を形成します。感覚神経はそれぞれ顔面の皮膚の上中下を支配しています。顔面の感覚を司

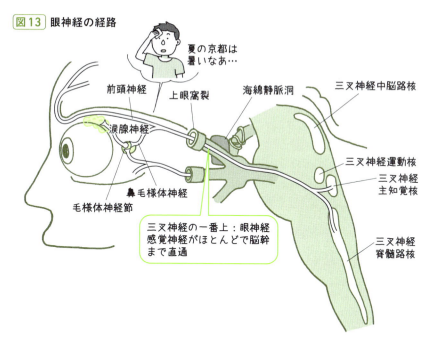

図13 眼神経の経路

る三叉神経の求心性線維の神経細胞の多くは三叉神経節（Gasserの半月神経節）に存在します。この神経節には細胞体があり，感覚神経における後根神経節に相当します。三つ叉の部分の膨らみは細胞体があるためですね。この細胞の末梢枝は顔面からの触覚，圧覚，温痛覚の受容器から感覚情報を受け，中枢枝は脳幹の三叉神経主知覚核，三叉神経脊髄路核に至ります。

眼神経

　三つ叉の一番上，眼神経（V1）は感覚神経が主体で，結膜，前額部，上眼瞼，鼻腔粘膜からの体性感覚が乗り換えなしで三叉神経主知覚核，三叉神経脊髄路核に到着します。経路は海綿静脈洞の外側壁内を走り，上眼窩裂を通って眼窩内に入ります 図13 。眼神経は**涙腺神経**，**前頭神経**，**鼻毛様体神経**などに分かれ，涙腺神経は涙腺に分布するとともに，結膜・上眼瞼，強膜，脈絡膜・角膜，篩骨洞・蝶形骨洞の粘膜，眼瞼内側部・涙嚢などに分布します。一部自律神経線維が混ざっており，鼻毛様体神経が眼球の後方にある小さな副交感神経節である毛様体神経節を経由します。

図14 上顎神経の経路

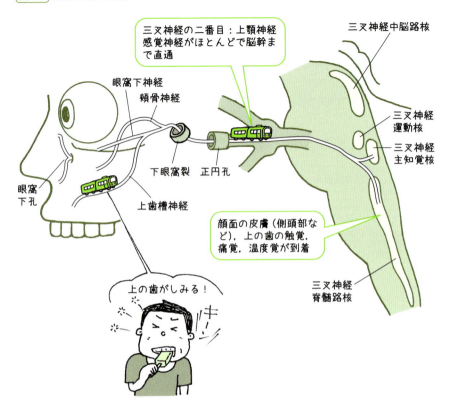

上 顎神経

　上顎神経（V2）も感覚神経が主体で，頰部，上顎の歯，歯肉，下眼瞼などから延髄に向かいます 図14 。延髄側から経路を見ていくと，正円孔から頭蓋骨を経て，翼口蓋窩に入り，翼口蓋神経との交通枝，頬骨神経に分かれ，下眼窩裂を通って眼窩に入り眼窩下神経になります。骨のトンネルを2つ通り抜けていくことになります。眼の下にある孔，眼窩下孔のトンネルを抜ければ，頬や鼻の皮膚まで行きます。それぞれ頬部・側頭部，下眼瞼・鼻翼・鼻の粘膜・上唇，歯と歯槽に分布し，**皮膚や粘膜の感覚**を中枢に伝えます。

図15 下顎神経の経路

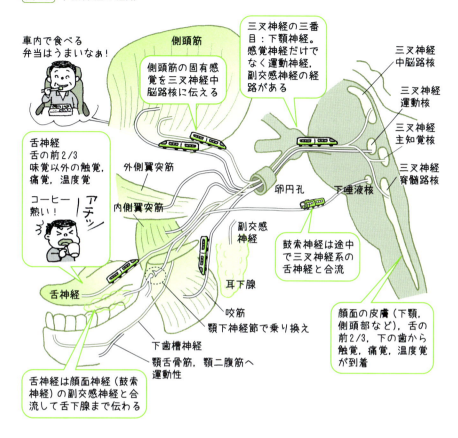

下顎神経

　下顎神経（V3）には感覚神経と運動神経の経路があります **図15** 。図のように三叉神経のなかでも最も複雑かもしれません。卵円孔を通り，側頭下窩に現れ，咬筋神経，外側・内側翼突筋神経，頬神経，耳介側頭神経などに分かれます。運動神経は主知覚核の内側に位置する**運動核**から出て，知覚根の内側で脳幹を出て三叉神経節の下を通り下顎神経に加わります。咬筋神経，外側・内側翼突筋神経はそれぞれの**咀嚼筋**（咬筋，側頭筋，外側・内側翼突筋）の運動を司ります。つまり，経路は中枢から末梢に向かいます。耳介側

頭神経は耳下腺，外耳道，鼓膜に分布し，一部副交感神経線維があって**耳下腺**の分泌にも関わっています。この経路も分泌に関わるので中枢から末梢です。また，皮膚，舌，口腔粘膜と咀嚼筋の間で反射弓を形成します。下歯槽神経は下顎孔から下顎管に入って，**歯と歯肉**に到達します。ここは感覚神経なので末梢から中枢に向かいます。舌神経は内側翼突筋と，外側翼突筋の間を下降して**舌**に分布します。途中で顔面神経（中間神経）の枝である鼓索神経と合流します。

自 律神経

　上記の神経には自律神経線維として交感神経・副交感神経の成分も含まれ，瞳孔・水晶体の調節，涙腺，唾液腺の分泌などに関わります。副交感神経は脳幹から出た節前線維が，毛様体神経節，翼口蓋神経節，耳神経節など副交感神経節でシナプスの乗り換えをします ［図14］ 。

　毛様体神経節は眼球の後方で，視神経と外側直筋の間に存在する副交感神経節です。鼻毛様体神経を経て，V1に含まれる副交感神経の節前線維がこの神経節に到達します。節前線維は，ここで節後線維にシナプスで乗り換え，節後線維が瞳孔括約筋，毛様体筋に向かいます。前述した対光反射や輻輳反射，調節反射の際に通る経路ですね (p.128)。

　翼口蓋神経節は翼口蓋窩にある副交感神経節で，副交感神経の成分も含まれます。副交感神経の節前線維は上唾液核から始まり，顔面神経（中間神経）の枝である大錐体神経を経て節後神経に接続します。ここでも別の脳神経の経路と合流があるのですね。涙腺，鼻粘膜の分泌に関わります。一方で，翼口蓋神経節には交感神経の成分もあります。内頚動脈周囲の神経叢から深錐体神経から翼口蓋神経節に入ります。

　耳神経節は卵円孔の直下で下顎神経の内側に位置する副交感神経節です。副交感神経線維は下唾液核から起こり，舌咽神経，鼓索神経（顔面神経の枝），小錐体神経などを経て，節前線維が耳神経節でシナプスを変え，節後線維が耳下腺に到達します。

COLUMN 三叉神経が障害されると何が起きるか

　三叉神経が障害されると，障害側の顔面の皮膚感覚低下，口腔，鼻腔粘膜感覚の障害，咀嚼筋麻痺，味覚障害などの症状が出現します。運動枝が障害されると咀嚼筋の麻痺が生じ，筋力の低下した側に顎が偏移します。診察で角膜を清潔な綿などで刺激したときに，両眼が閉じる反射（角膜反射）が障害されます。角膜反射は角膜に分布する感覚神経が求心路になり，眼輪筋を支配する顔面神経が遠心路になります。三叉神経痛は三叉神経の支配領域に起こる間欠的な，あるいは持続的な神経痛です。持続は数秒から数十秒程度の鋭く刺すような，あるいはきりで揉まれるような鋭い激痛が顔面に繰り返し起こります。原因不明なこともありますが，脳幹部腫瘍，外傷などで三叉神経が障害されたときにも痛みが生じます。

6章 脳神経

⑧ 顔面神経 第Ⅶ脳神経
～笑いあり涙ありの神経の旅

　顔面神経は，橋の下部，外転神経核に近いところに位置する顔面神経核から起こり顔面筋（表情筋）を支配する運動線維からなります 図16 。

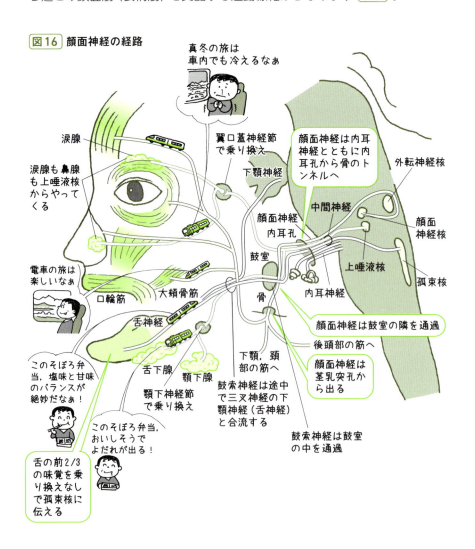

図16 顔面神経の経路

この神経の旅は長い骨のトンネルを抜けていきます。内耳神経とともに側頭骨後面の内耳孔から内耳道に入り，内耳道底で内耳神経と分かれて顔面神経管に入ります。顔面神経管に入った顔面神経は鼓室の中で膝のように折れ曲がった膝神経節に入ります 図16 。頭蓋骨の茎乳突孔から出た後（ここまで頭蓋骨のトンネルです），一部は耳下腺を貫き分岐して，顔の**表情筋**に到達します。大部分が顔面の表情筋をコントロールしますが，特殊な筋肉としては鼓膜についている小さな筋であるアブミ骨筋を支配する枝もあります。

これに加えて顔面神経には非運動性線維（中間神経）があり，運動神経と内耳神経の中間で脳幹を出て，**涙腺，鼻腺，顎下腺，舌下腺**に分岐していきます 図16 （p.138で前述した三叉神経と合流し分岐）。これらの分泌を司る副交感神経線維や，感覚神経として**舌の前3分の2の味覚**を伝える味覚線維などが含まれます。副交感神経線維は**上唾液核**から起こり，涙と唾液の分泌に関わります。茎乳突孔を出る直前で中間神経から分かれた鼓索神経は，錐体骨の間を通って味覚神経を舌神経に送ります（経路としては味覚を中枢に伝えるので，舌神経→鼓索神経→中間神経となります）。また，副交感神経を顎下腺，舌下腺に送り，その分泌を調整します。

COLUMN 顔面神経が障害されると何が起きるか

顔面神経麻痺が起きると同側の顔面表情筋が障害されます 図17 。脳神経の顔面神経麻痺は原因不明のベル麻痺といわれるものが最も多いですが，帯状疱疹ウイルスの感染や外傷，耳下腺の手術後などでも起きることがあります。顔面神経は脳幹から出た後，前述のとおり側頭骨の中の顔面神経管という骨の管を通りますが，この部分で炎症などにより神経が腫れて圧迫されるために麻痺が起こると考えられています。顔面神経が麻痺すると眼瞼が閉じないため眼瞼結膜がみえてしまいます（兎眼）。顔面神経が障害されると，障害側の顔面表情筋の麻痺が起こり，前頭筋，顔面筋のような上部顔面筋，口輪筋のような下部顔面筋がともに障害されるのが特徴です。麻痺した側の口角が下がり，水を口に含むと麻痺側からこぼれます。麻痺がそれほど強くない場合，眼を閉じることができても麻痺側の睫毛が健側より長く見えます（睫毛徴候）。前頭筋も麻痺するため，額のしわ寄せができなくなり鼻唇溝が浅くなります。顔面神経には中間神経の成分（鼓索神経）も含まれているため，涙液分泌障害，病側の舌の前2/3での味覚消失，聴覚過敏などが起こることがあります。上記に対し，脳梗塞による顔面神経麻痺では下部顔面筋が主として障害され，上部顔面筋は障害されません 図18 （p.95参照）。

図17 顔面神経麻痺

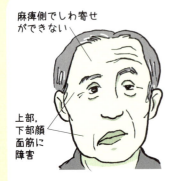

麻痺側でしわ寄せができない

上部，下部顔面筋に障害

図18 脳梗塞による顔面神経麻痺

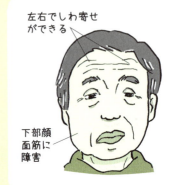

左右でしわ寄せができる

下部顔面筋に障害

⑨ 内耳神経 第Ⅷ脳神経
〜音とバランス，二足のわらじ

第Ⅷ脳神経には聴覚を伝える**蝸牛神経**（聴覚神経線維）と平衡覚を司る**前庭神経**（平衡感覚神経線維）がありますが 図19 ，大部分が聴覚に関連したものです。

図19 蝸牛神経の経路

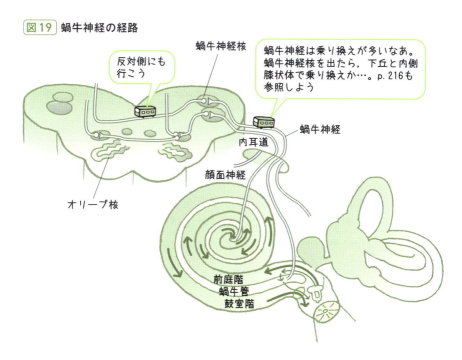

聴覚を司る第Ⅷ脳神経は聴覚受容器であるコルチ器に分布します 図19 。内耳からの音波が鼓膜を通過し，あるいは骨導音として内耳に伝わり内耳の蝸牛で音声信号に変換されます（p.213参照）。蝸牛において蝸牛神経節を形成した後，そこから神経線維が集まって蝸牛神経を形成します。内耳の後窩から脳幹の聴覚核，視床内側膝状体まで伸びます。ここでシナプスを変えて聴覚中枢である聴覚皮質に達します。

図20 前庭神経の経路

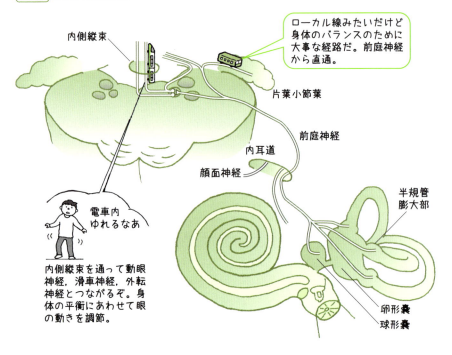

　前庭神経は内耳道底で前庭神経節を形成したのち，枝分かれして卵形嚢，球形嚢，半規管膨大部に分布します．内耳の平衡感覚の情報は脳幹の聴覚核や平衡感覚核に伝達されます 図20 ．

COLUMN　内耳神経が障害されると何が起きるか

　蝸牛神経が障害された場合には，聴覚に異常が現れたり，前庭神経が障害された場合には，回転性めまい（自分，周囲，またはその両方が回転しているかのような感覚）のような症状が起こります．メニエール病では発作性にめまいの発作が起こるとともに，耳鳴り，難聴など蝸牛障害の症状が出ます．

6章 脳神経

10 舌咽神経 第IX脳神経
~舌と咽頭だから舌咽ですね

　第IX脳神経はGlossopharyngeal nerveともよばれ，感覚神経線維，運動神経線維，副交感神経線維を含みます．行きと帰りの経路と自律神経の経路があって，また交通整理がたいへんですね 図21 ．

図21 舌咽神経の経路

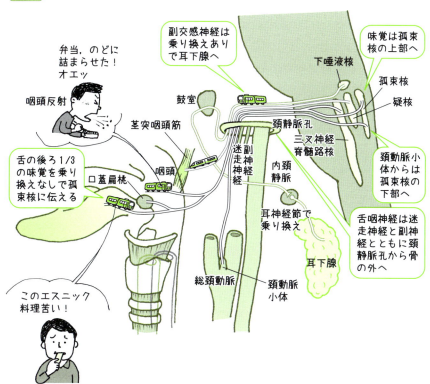

舌咽神経は**舌の後ろ3分の1の味覚**を伝える味覚線維を含みます（p.47参照）。また，舌，喉，咽頭の感覚および一部の自律神経機能を司ります。延髄の神経核（疑核）から起こり延髄の後外側溝から出て咽頭の一部の筋肉（構音筋とよばれる）の運動を制御します。感覚線維としては前述した舌の後部3分の1の味覚，咽頭の感覚，および中耳の粘膜からの感覚情報を伝え，脳幹の孤束核，三叉神経脊髄路核などに入ります。この感覚情報は，咽頭後部や舌根部を刺激して喉の奥を触るとオエっとはきそうになる**咽頭反射**に関わります。この反射の反射弓の求心性線維は舌咽神経で，遠心性線維も同じ舌咽神経です。副交感神経線維は下唾液核から出て，舌咽神経とともに頚静脈管を出たのち，耳神経節で節後線維となり，耳下腺に到達します。

COLUMN
障害されるとどのような症状が出るか

舌咽神経が障害されると咽頭，後部の舌の感覚が障害され，咽頭反射が障害されます。舌の後ろ3分の1の味覚が障害されることもあります。**頚動脈洞反射**が障害されることもあります。この反射は血圧を監視する圧受容器がある頚動脈洞で引き起こされ，頚部で頚動脈に圧力をかけると**心拍数の低下**，**血圧の低下**が生じるものです（自律神経の章 p.278参照）。血圧低下のため失神を起こすこともあります。頚動脈洞反射は**舌咽神経**が求心路で，**迷走神経**が遠心路となり，心臓，血管に作用し脈拍，血圧を低下させます。

6章 脳神経

11 迷走神経 第X脳神経
～副交感神経として身体をめぐる果てしない旅

　延髄の疑核，迷走神経背側核，孤束核が神経核になります。前2つの神経核から，副交感神経線維，運動神経線維が出て，感覚神経線維は孤束核に入ります。他の脳神経と比較して広い支配領域をもち，**副交感神経系**の重要な部分を占めます 図22 。細かい経路は，自律神経の章（p.272）でたどっていきましょう。

図22 迷走神経の経路

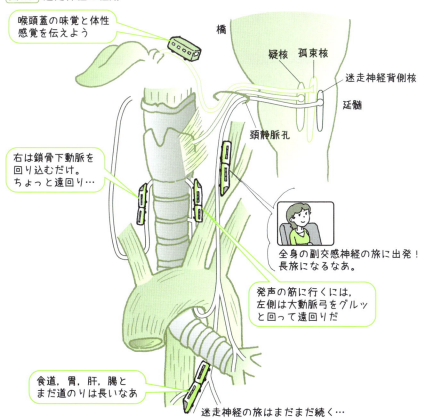

副交感神経成分は**迷走神経背側核**から出て，骨盤内臓以外の全内臓，内臓平滑筋，腺，心筋などに分岐していきます。**疑核**からは運動線維が出て，咽頭・喉頭，食道の筋に向かい，構音，発声，嚥下に重要な役割を果たします。感覚神経は咽頭，喉頭粘膜，上部食道粘膜からの感覚情報や，外耳道壁の表在感覚を孤束核に伝えます。

　迷走神経はこれら延髄の神経核から出発して，頸部を下行し舌咽神経・副神経とともに頸静脈孔から頭蓋骨を出ていきます。頸静脈孔付近には2つの神経節があり，上神経節は頸静脈孔内にあり体性感覚神経からなり，感覚神経の細胞体があります。下神経節は頸静脈孔の下にあり，主に内臓感覚神経からなります。迷走神経本幹は内頸動脈，総頸動脈とともに胸部に入っていき，さらに横隔膜を貫通し，腹部の臓器に副交感神経線維を送ります。胸部で迷走神経は，右側で鎖骨下動脈，左側で大動脈弓の前を乗り越えて，**反回神経**に分かれます　**図22**　。胸部では胸心臓枝から心迷走神経の遠心性線維は咽頭喉頭，食道，胃腸，膵臓，胆嚢，脾臓，腎臓，尿道の平滑筋と分泌腺をコントロールします。一方で，迷走神経には感覚神経線維を通じて内臓臓器から感覚情報を脳に伝える経路があります。迷走神経には行きと帰りの経路の両方があるのですね。**孤束核**にはこれら諸臓器からの感覚情報が集まってきます（p.272参照）。

COLUMN
迷走神経が障害されると何が起きるか

　迷走神経が障害されると，咽頭喉頭の筋がコントロールできず，**構音障害や嚥下障害**が起こります。迷走神経の分枝である反回神経が障害されると，声帯筋の麻痺が起きるため**嗄声**（声が枯れてしまった，特に息の洩れるような発声）が生じます。また，迷走神経が障害されると同側の軟口蓋，口蓋垂の動きが障害され，あーっと声を出したときの口蓋弓の動きが小さくなり，口蓋垂が健側に偏移します。咽頭反射では，舌根部や咽頭後壁，口蓋扁桃部の刺激をすると嘔気が引き起こされ，舌根の挙上を伴った咽頭筋群の強い収縮を生じます。

6章 脳神経

12 副神経 第XI脳神経
～頸と肩の筋に行くのに「副」

　副神経は延髄の疑核と脊髄の前角から始まる運動神経です．疑核からは延髄根が起こり，脊髄の前角からは脊髄根が起こりますが，後者は上行して頭蓋にいったん入ってから，延髄根と合流して副神経を形成し，頸静脈孔を通って再び頭蓋を出ていきます 図23 ．

図23 副神経の経路

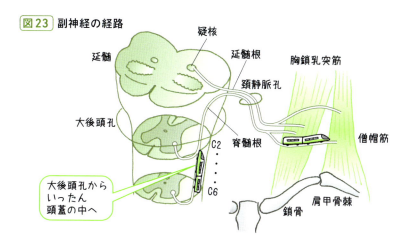

　脳神経の一つですが脊髄からの経路もあります．副神経は**胸鎖乳突筋**と**僧帽筋**を支配し，肩と頭部の運動に関わります．副神経の延髄根の神経線維は迷走神経の枝とも吻合して**喉頭筋**と**咽頭筋**を支配します．

> **COLUMN**
> ### 副神経が障害されると何が起きるか．
> 　副神経が障害されると，胸鎖乳突筋の筋力低下が起こり，障害側と反対のほうに頸部を回旋する力が弱くなります．僧帽筋の筋力低下のため頸部を伸ばしたり，肩を挙上することができなくなります．

6章 脳神経

13 舌下神経　第XII脳神経
～12番目は舌の運動

　いよいよ脳神経の12番目の旅です。ここまで長かったですね。舌下神経は第四脳室直下の正中に位置する舌下神経核から起きる運動神経です。延髄の前外側溝，錐体側面から脳幹前面に出ます。その後，後頭骨の舌下神経管を通って頭蓋骨を出て，すべての**舌筋**の運動をコントロールします 図24 。

図24 舌下神経の経路

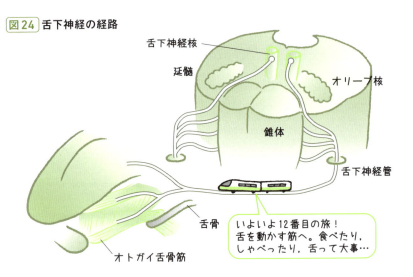

いよいよ12番目の旅！
舌を動かす筋へ。食べたり，しゃべったり，舌って大事…

COLUMN　**障害されると何が起きるか。**

　舌下神経が障害されると舌の動きが悪くなり，構音障害が起こります。舌下神経が障害された側に舌が偏移したり，障害側の舌の萎縮がみられます。舌は筋肉の塊ですが筋萎縮性側索硬化症では，舌下神経核の神経細胞が減少し，**舌の萎縮**が起こります（p.95参照）。それだけでなく**線維束攣縮**という自発性の筋線維の収縮が起こり，舌の表面に時間間隔の不規則なピクピクとした動きがみられたりします。

7章

脊髄

7章 脊髄

1 幅1cmの中を往来する脊髄の旅

　運動路の章で述べた大脳運動野と皮質脊髄路は意識的に動く運動に関わりますが，これだけでは日常の自然な動作を行うことは困難です。眼の前のものに腕を伸ばして取るという一見単純な動きでさえ，多数の筋肉をタイミングよく調整して行われています。ただ，すべての筋の運動を一つ一つ意識的に微調整することはできず，ある程度反射的あるいは自動的に行う必要があります 図1 。脊髄における神経は，刺激に対して素早く不随意に反応する，反射に重要な役割を果たします。多数の筋の運動とすばやさを兼ね備えた，そんな効率的な神経の旅はどうなっているのか，順番にたどっていきましょう。

図1 反射の動き

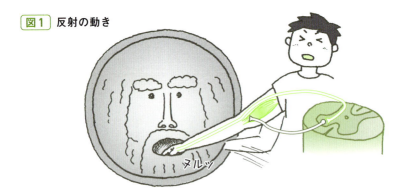

　例えば，後述する屈曲反射は痛みや有害な刺激があったら素早く手や足を引っこめて，身体を保護したり，外部からの刺激に反応する反射です。危険を感知してからいちいち考えて動いているのではなく，一瞬のうちに（無意識に）素早く反応します。手を引っこめた後で痛みを感じ，痛みの原因が何だったか，初めて認識したりします。本章では脊髄に反射中枢をもつ脊髄反射について述べますが，脳幹に反射中枢をもつ反射もあります（姿勢反射，呼吸反射，咀嚼反射など）。

152

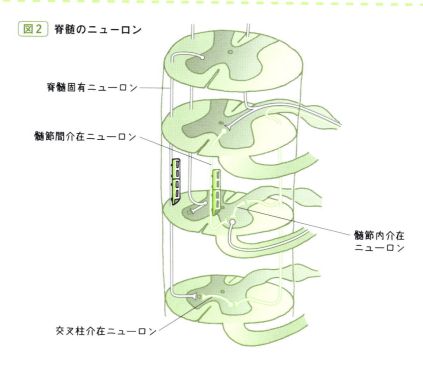

図2 脊髄のニューロン

脊髄灰白質にはα運動ニューロンのほかに、さまざまな**介在ニューロン**があります 図2 。脊髄の中での旅は長い経路もあれば、すぐに乗り換えをするような短い経路もあります。α運動ニューロンは大脳運動野からの指令を受けて出発する経路で、運動に関わる最終経路であることは前章で述べました。1つの脊髄運動ニューロンは最大1,700本もの筋線維を支配しており、接続している筋を収縮させます。他方、介在ニューロンは末梢神経からの求心性線維、脳など上位中枢からの下行性経路、局所の脊髄分節のニューロン群などさまざまな入力を受けるとともに、運動ニューロンに連絡して多くのシナプスからなる脊髄内のネットワーク回路を形成します。

脊髄を出入りする経路については、4,5章でも触れましたが、前根は脊髄の腹側（前側）から出ており、運動神経からなりますが、一部自律神経の線維も含んでいます。後根は脊髄の背側（後側）から出ており、感覚神経線維からなっています。左右に伸びた前根と後根はすぐに合流して脊髄神経となり、脊髄の各髄節から出ていて、左右計31対あります。

7章 脊髄

2 脊髄反射の超特急の旅

　脊髄反射は神経経路の基本形ともいえる反射回路をたどって行われます。反射回路の経路は，刺激を感知する感覚ニューロン，情報を処理する脊髄内の介在ニューロン，筋に信号を送り反応を誘発する運動ニューロンからなり，比較的単純な神経経路です 図3 。

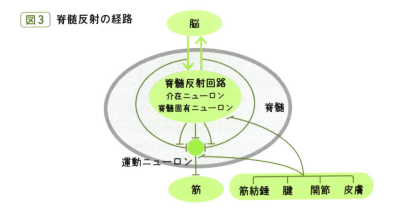

図3 脊髄反射の経路

　脊髄反射では，感覚神経の興奮は大脳に向かわず，脊髄において運動神経に乗り換えて伝わります。上位の脳を介さないため認知，判断などを必要とせず，短時間のうちに反応が起こります。中枢があまり関わらないローカルの旅ですね。これらのネットワークは反射の調節や，共同筋と拮抗筋が適切に収縮・弛緩するようにする**相反抑制**などに関わります。末梢または中枢から運動ニューロンへも情報を伝達します。脊髄で歩行リズムをつくり出す回路もこのようなネットワークの一つです。

　以前は，すべての複雑な運動は複数の反射の組み合わせによって説明可能だと考えられていました。しかし，現在では意図した運動をうまく行うためには，意識的な経路と反射経路双方が関わり，両方が調節されながら行われていると考えられています。

7章 脊髄

3 筋伸張反射と相反抑制
～乗り換えも少ない急ぎ足の旅

　筋伸張反射は骨格筋が伸張されると，その骨格筋が不随意（反射的）に収縮する反射です。筋伸張反射はさまざまな反射のなかで最も単純なもので，反射の経路は1個のシナプスで乗り換えるだけなので，**単シナプス反射**とよばれます。1回の乗り換えですので速いですね。脊髄後根から入ったIa線維は，脊髄前角のα運動ニューロンに興奮性の神経伝達物質によるシナプスの乗り換えを行います 図4 。

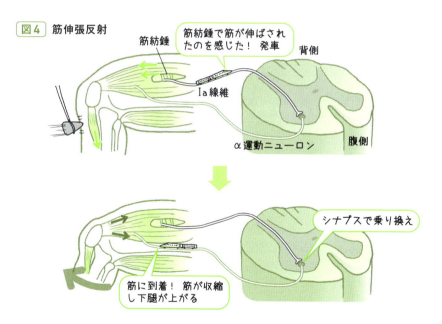

図4　筋伸張反射

　筋伸張反射の例としては膝蓋腱反射があります。座っている人の膝のすぐ下（実際には大腿四頭筋の腱）を反射用のハンマーで軽く叩くと，大腿四頭筋が収縮し蹴とばすように下腿が上がります。これは叩いたときに筋の急激な伸張が起こり，感覚受容器（この場合筋の中の**筋紡錘**）に筋が伸張したことが感知され信号が発生するためです。

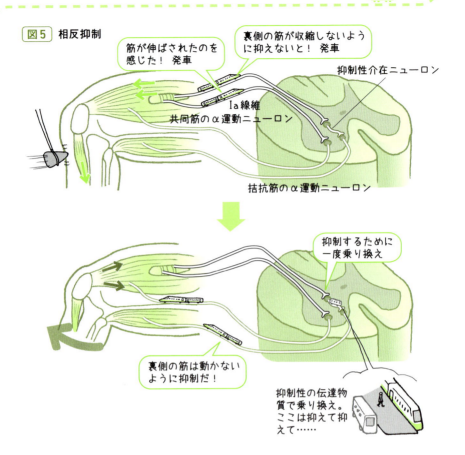

図5 相反抑制

　屈曲運動を起こすα運動ニューロンと伸展を起こすα運動ニューロンの間には，相反性支配つまり反対の動きをするような仕組みがあります．前述の筋伸張反射にもう一つ経路を追加した応用編ですね．筋伸張反射によるⅠa線維からの感覚の経路は，共同筋の筋収縮を起こすα運動ニューロンを興奮させるだけでなく，抑制性の介在ニューロンを介して拮抗筋の運動ニューロンを抑制し，共同筋が働くときに拮抗筋が収縮しないように防いでいます（**相反抑制**，図5）．相反抑制は上下肢の伸筋と屈筋の間だけでなく，外転筋と内転筋の間でも働きます．

　この反射回路は脳からの抑制性の神経経路や，興奮性の経路などさまざまな乗り入れがあり（後述），皮質脊髄路（錐体路）が障害されると反射経路自体には変化がなくても，筋伸張反射（腱反射）の亢進が起こります．

7章 脊髄

4 γ運動ニューロンと筋紡錘
～筋の変化を感知せよ

　筋伸張反射が起こるためには，それを感知する仕組みが必要です．骨格筋には通常の錘外筋と並行して，**錘内筋**という特殊に分化した線維があり，そこに**筋紡錘**という感覚器があります．この筋紡錘が筋の伸長度や伸長のスピードを感知して脊髄に伝える働きがあります 図6 ．

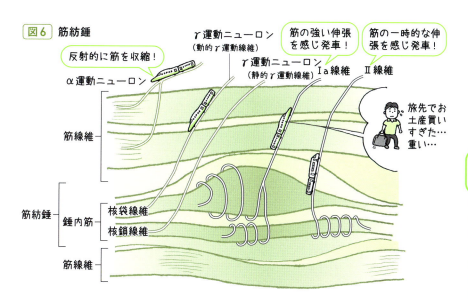

図6　筋紡錘

　筋紡錘の筋線維には**核袋線維**と**核鎖線維**の2つがあり，前者はさらに**動的核袋線維**と**静的核袋線維**に分けられます．計3つの発車地があるわけですね．その筋紡錘から出る経路は，**Ⅰa線維とⅡ線維**があります．Ⅰa線維の終末は核袋線維と核鎖線維の両方にからみついていて一次終末といい，Ⅱ線維の終末は核鎖線維に終止しており，二次終末といいます．Ⅰa線維は筋が伸張されている間，発射頻度が強くなる反応を示す（**緊張性伸張反射**）のに対し，Ⅱ線維は筋の長さが伸張されている間，一過性に発射頻度が増加する反応を示します（**相動性伸張反射**）．

図7 γ運動ニューロン

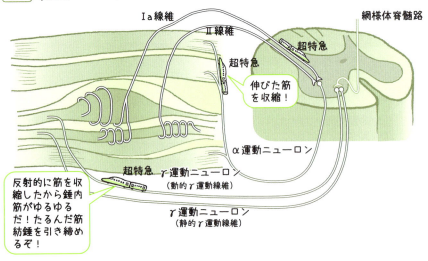

筋紡錘に向かう運動経路：γ運動ニューロン

　錘外筋がα運動ニューロンの経路をたどり信号を受けるのに対し，錘内筋はより小さな**γ運動ニューロン**の経路から信号を受け取ります　図7 。運動時に筋が収縮すると筋紡錘がたるみ，筋の張力を感知することができなくなります。筋がたるむことを防ぐため，上位脳からの運動指令はα，γ運動ニューロンの双方に送られて同時に働くようになっています（**α-γ連関**）。α-γ連関には筋紡錘を常にピンと張った状態にしておく役割があります。γ運動ニューロンが興奮すると両側の錘内筋が収縮し，筋の中央にある筋紡錘が引き延ばされます。これによって，γ運動ニューロンは錘内筋の感度を適正に調整しています。

　錘内筋は**動的γ運動線維**と**静的γ運動線維**に分けられます。動的γ運動線維は速い運動をする際に活動し，急激な動きの場合には活動せず，到着地は動的核袋線維です。静的γ運動線維はゆっくりした運動をする際に活動し，急激な動きの場合には活動しない線維で，到着地は静的核袋線維と核鎖線維です。前述したように，筋伸張反射には筋の伸張時に現れる相動性伸張反射と，伸張が維持されるときに現れる緊張性伸張反射がありますが，動的核鎖線維と静的核鎖線維は，それぞれ相動性伸張反射と緊張性伸張反射に関与します。

7章 脊髄

5 ゴルジ腱反射
～腱が伸びすぎないように

筋にかかる張力の刺激に応じて筋の収縮を調節する反射です。ゴルジ（Golgi）の腱器官は筋の腱に存在し，腱の伸展を感知する受容器です 図8 。

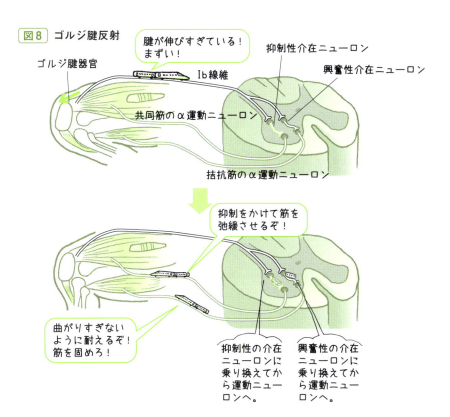

図8 ゴルジ腱反射

関節を屈曲する強い刺激を加えると，ここからの感覚信号は後根（Ⅰb線維）を通じて脊髄の灰白質に至り，脊髄内で一個の抑制性ニューロンに乗り換えます。この神経細胞を介して共同筋のα運動ニューロンを抑制します（**自原抑制**）。その結果，張力がかかった筋が弛緩します。この反射は筋にかかる張力を一定に保ち，過度の張力がかかるのを防いでいます。

7章 脊髄

6 レンショー抑制
～自分で自分を抑制する！

　反射の強さを調節する脊髄内メカニズムにレンショー（Renshaw）抑制があります。1個のα運動ニューロンの軸索からは1本の側枝（反回枝）が出て，**レンショー細胞**とシナプスで乗り換えをします。α運動ニューロンは脊髄から出ていく前に分岐して，短い路線に乗り換えます。このレンショー細胞は前角細胞に再び戻って，α運動ニューロンに対して抑制性のシナプスを形成します 図9 。つまり，レンショー細胞は分岐してきたα運動ニューロンにもう一度乗り入れて抑制をかけるわけです。

図9　レンショー抑制：自分を抑制

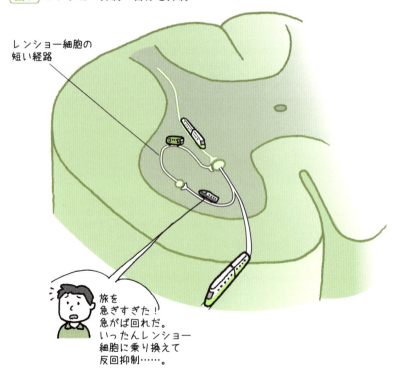

図10 レンショー抑制：自分以外も抑制

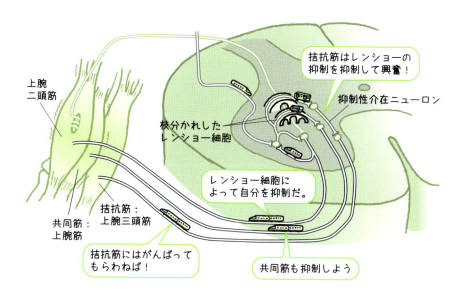

　α運動ニューロンが強く活動しすぎた場合，レンショー細胞はα運動ニューロンに対して負のフィードバックをかけ，α運動ニューロンの発火頻度を安定させます。運動の必要性に応じて，レンショー細胞により反射の強さを調節すると考えられます。レンショー細胞は同時に，拮抗筋を抑制する抑制性介在ニューロンに抑制性シナプスを形成し，拮抗筋にも影響を与えます。複雑なので経路の見取り図を見てみましょう 図10 。また，レンショー細胞には高次からのシナプス入力が多く，逆に抑制性の網様体脊髄路が乗り入れて普段これを抑制しています。この経路が途絶えると，結果的に運動ニューロンに抑制がかかり，随意運動の始動が困難になります。

7章　脊髄

7 屈曲反射
〜痛みからの逃避！

　もう一つの代表的な脊髄反射は屈曲反射です。本章の冒頭でも触れましたが，四肢の皮膚，筋肉，関節などに強い痛みなどの刺激を加えると，刺激を受けた手や足を屈曲し，体幹に向かって引っ込めるような動きが出現します。これは有害な刺激や痛みなどから逃避する反射（**防御反射，逃避反射**）と考えられますが，歩行時の下肢屈曲運動も屈曲反射に含まれます。誘発される動きは屈曲が主体ですが，伸展も起きることがあります。屈曲反射は刺激を受けた手足だけでなく，逆の手や足などにも及ぶことがあります。

　筋伸張反射が単シナプス反射であるのに対して，屈曲反射の経路は多くの介在ニューロンに乗り換えがある**多シナプス反射**です 図11 。

図11 屈曲反射：まずは逃げる

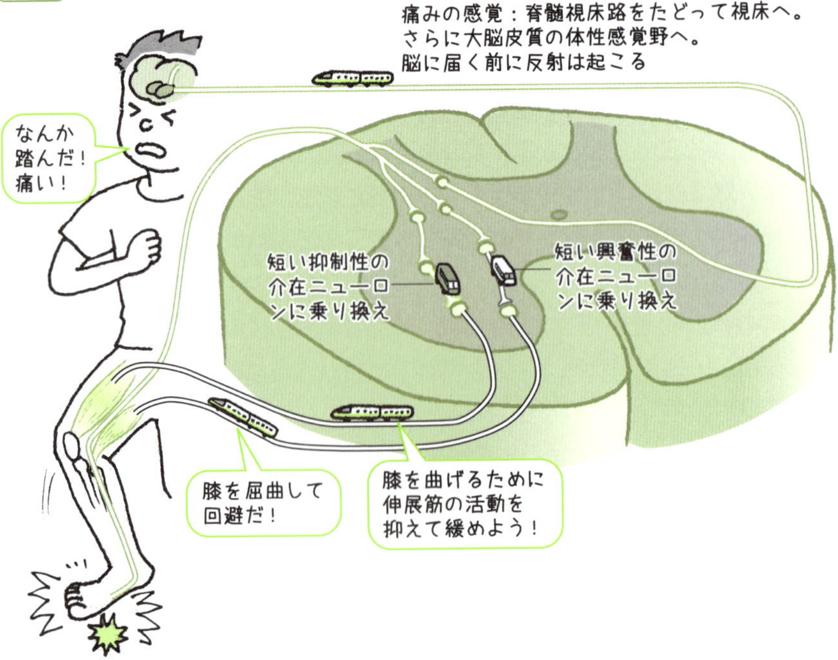

痛みの感覚：脊髄視床路をたどって視床へ。
さらに大脳皮質の体性感覚野へ。
脳に届く前に反射は起こる

なんか踏んだ！痛い！

短い抑制性の介在ニューロンに乗り換え

短い興奮性の介在ニューロンに乗り換え

膝を屈曲して回避だ！

膝を曲げるために伸展筋の活動を抑えて緩めよう！

図12 屈曲反射：身体を支える

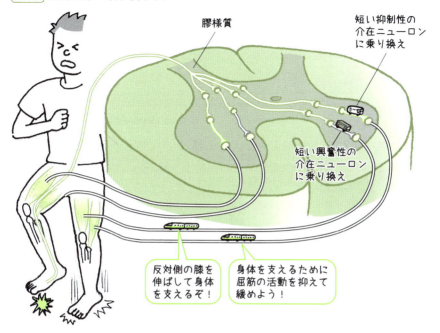

　発車地は皮膚にある侵害（痛）受容体や関節・筋の受容器であり，求心線維（無髄線維や小径有髄線維）を通って脊髄の膠様質に到達します。信号は刺激側の屈筋の経路に伝えられ，同時に拮抗筋の運動ニューロンに対しては抑制性のニューロンに一度短い乗り換えをして，拮抗筋を弛緩させます。その結果，屈筋は収縮し，伸筋が弛緩し，刺激から手足を引っ込めるような動きが生じます。関わる筋群は順序よく適度に収縮するようになっています。

　この屈曲反射は，まず相反神経支配によって，刺激から遠ざけるために屈筋を興奮させ，伸筋を抑制しますが，片側の手足が屈曲すると姿勢が崩れるため，同時に対側の手足が体重を支えるようにふんばるための経路もあります 図12 。これを**交叉性伸展反射**とよび，相反神経支配が対側の伸筋を興奮させ，屈筋を抑制する反応も同時に起こります。

7章 脊髄

8 上からの反射の抑制

　脊髄の反射弓の活動は，脳からの錐体路，網様体脊髄路など上位からの信号によって**抑制**されています 図13 。反射の旅は脳からの指令で押さえつけられているのですね。そのため，脳梗塞などの障害があると脳からの指令が弱まり，一般には脳梗塞の病変と反対の上下肢で，この抑制がとれて反射が起きやすくなります。これを反射亢進といいます。

図13 上位から抑制する経路

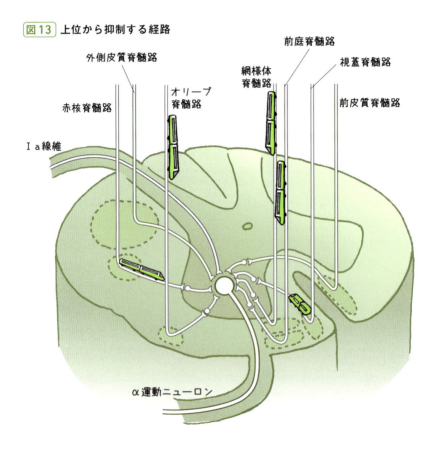

7章 脊髄

9 脊髄の運動下行路をゆく

　脊髄を下行する運動路には，大きく脊髄の背外側を通る**背外側系（外側運動制御系）**と脊髄の腹内側を通る**腹内側系（内側運動制御系）**があります。
　この背外側系には外側皮質脊髄路（錐体路）と赤核脊髄路があります図14。筋の運動以外にも，特に歩行の開始などには重要な役割をもちます。

図14 脊髄の運動下行路：背外側系

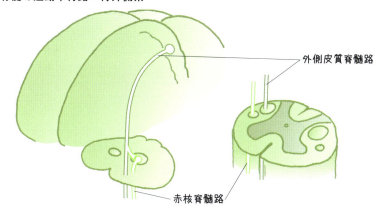

　背外側系の**外側皮質脊髄路**は，運動路の章（p.74）で述べたように大脳の運動皮質から出発し，脊髄を下行し，体性局在に応じて対側の体幹・上下肢の運動を行い調節します。とても長い旅路ですね。四肢のリーチ運動や手指の巧緻運動など熟練した運動活動を意識的にコントロールし，歩行の開始，障害物の回避にも関わります。これは皮質から最終運動路である脊髄運動ニューロンに至る「直接経路」とみなすことができます。皮質脊髄路の一部は中脳レベルで赤核に分岐し，赤核脊髄路につながります。**赤核脊髄路**は対側の脊髄側索を下行し，灰白質のγ運動ニューロンや背外側部の介在ニューロンに到達します。赤核脊髄路は後述の前皮質脊髄路とともに体幹や四肢近位筋を支配し**姿勢制御**に関わります。

図15 脊髄の運動下行路：腹内側系

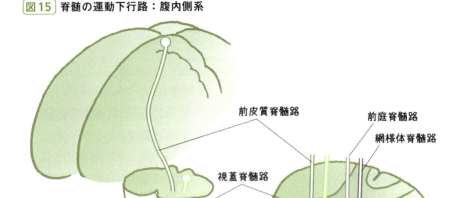

　これに対し，腹内側系には**網様体脊髄路・前庭脊髄路・視蓋脊髄路・前皮質脊髄路**があります 図15 。これらの経路は同側または対側の脊髄前索を下行し，特に姿勢制御と歩行の運動パターンに関わります。上記前3つの経路は脳幹網様体，前庭神経核，上丘などの脳幹から脊髄に下行しますが，前皮質脊髄路だけは大脳皮質から始まります。前皮質脊髄路以外の経路は，大脳皮質からの直接の経路でなく「間接経路」と考えることができます。これらの経路は皮質脊髄路（錐体路）に対して錐体外路系といわれ，主として脊髄灰白質の内側部にある介在ニューロンや脊髄固有ニューロンにつながり，最終的に運動ニューロンに影響を与えます。

　以上で述べた運動下行路のうち随意運動における巧緻運動に最も関係が深いのが，背外側系のうち外側皮質脊髄路です。これに対して腹内側系のうち姿勢制御や歩行など体幹，近位筋のコントロールに最も関わりがあるのが，皮質-網様体脊髄路です。

背 外側系運動路

▶▶ 外側皮質脊髄路

前述したように，四肢のリーチ運動や手指の巧緻運動など熟練した運動活動を意識的にコントロールし，歩行の開始，障害物の回避にも関わります（p.76 図2 参照）。

▶▶ 赤核脊髄路

赤核脊髄路は対側の脊髄側索を下行し，灰白質のγ運動ニューロンや背外側部の介在ニューロンに達します 図16 。赤核脊髄路は後述の前皮質脊髄路とともに体幹や四肢近位筋を支配し姿勢制御に関わります。赤核脊髄路は**伸筋，抗重力筋の活動を抑制し，屈筋の活動を促進**します。ほとんど下位脊髄には達しないため，**上肢への作用**が主体です。歩行の際の腕の振りなどに特に関与していると考えられます。

図16 赤核脊髄路

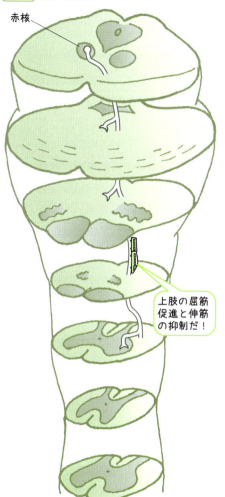

上肢の屈筋促進と伸筋の抑制だ！

腹 内側系運動路

▶▶ 前庭脊髄路

前庭脊髄路は前庭神経核から内側縦束を下行して脳幹に至るとともに，大部分は同側の脊髄前索を下行し，脊髄の全長にわたってつながりのある経路です 図17 。内側前庭脊髄路は主に半規管からの経路で，眼筋や頚部の筋の運動ニューロンに到達します。両側の頚筋の活動に影響し，**前庭頚反射**（頭部を地面に対して垂直に静止させる反射）を引き起こします。一方，外側前庭神経核からの脊髄路は，動物実験では伸筋，主に同側肢の近位の伸筋の抗重力筋活動を亢進させる一方，屈筋の活動を抑制することがわかっています。

▶▶ 視蓋脊髄路

視蓋脊髄路は中脳上丘（視蓋）から頚髄に至り，**眼球運動と頭・頚部の協調的な運動を調節**します 図18 。実験動物では，刺激により体幹のねじれと一側肢の屈曲，対側肢の伸展を伴う姿勢変化（視蓋反射）が誘発できます。視蓋脊髄路は主に眼・頭頚部への影響が強く，脊髄への投射の機能について詳しいことはわかっていません。

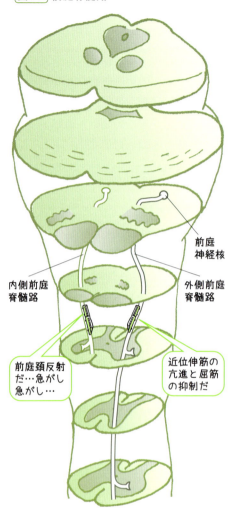

図17 前庭脊髄路

▶▶ **網様体脊髄路**

網様体脊髄路は橋や延髄および中脳の被蓋に分布する網様体から脊髄に下行する経路です。両側の頚髄から仙髄まで脊髄全長の前角背外側部に到達し，介在ニューロンを通じて脊髄前角の**γ，α運動ニューロンを調節**します。網様体脊髄路はとりわけ**歩行**や**筋緊張**，**姿勢制御**に重要な役割を果たす経路です 図19 。

網様体脊髄路には**筋の緊張を亢進する系と抑制する系**があります。動物実験において，橋-延髄網様体の背外側部を電気刺激すると，伸筋の運動ニューロンの興奮性が増し，屈筋の運動ニューロンの緊張が低下します。姿勢保持に関わります。これに対し延髄腹内側部の網様体を電気刺激すると，主に伸筋の運動ニューロンの興奮性が低下し，屈筋の運動ニューロンの緊張が亢進します。

さらに脊髄の歩行中枢や介在ニューロンに至るため，歩行の基盤となる動き，筋緊張の変化や肢の伸展・屈曲，姿勢変化など**身体の平衡，姿勢調節**に関与します。例えば，動物で外側領域を刺激すると，同側前後肢と対側前後肢の

図18 視蓋脊髄路

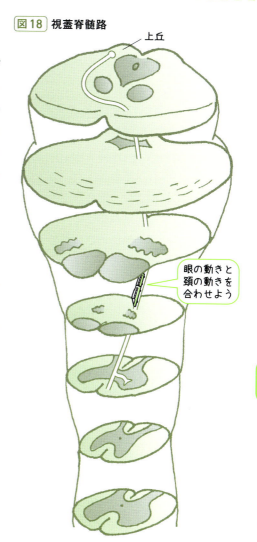

上丘

眼の動きと頚の動きを合わせよう

伸展，同側前後肢の伸展と対側前後肢の屈曲などの姿勢変化が誘発されます。伸筋の運動ニューロンは興奮し，屈筋は抑制されます。このように網様体は**体幹と両上下肢近位筋の協調的な運動**を起こして，歩行パターンを形成するにあたり，その基盤となる動きを生み出していると考えられます。

また，全身の姿勢筋の筋緊張のレベルを上昇させたり低下させます。

▶▶ **脊髄固有ニューロン**

上記のような脊髄を長い距離にわたって走行する経路（long tract）のほかに，数分節離れた脊髄髄節をつなげる脊髄固有ニューロンがあります（p.153 図2 参照）。脊髄固有ニューロンの軸索は白質内を走行し，異なる髄節の灰白質に到達します。この経路は白質内の軸索の走行距離が比較的短く，脊髄の異なる分節間で脊髄内の情報を同側もしくは対側に伝え，**運動機能と感覚処理の調整**をしています。C3-C4脊髄固有ニューロンは，特にリーチングの動作などに重要な役割を果たします。脊髄の頸膨大にある脊髄固有

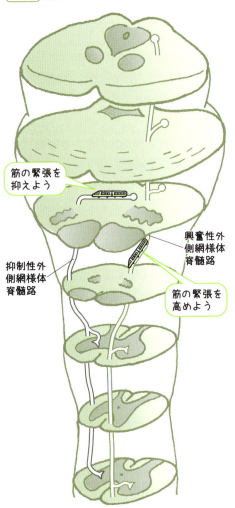

図19 網様体脊髄路

ニューロンは運動制御に不可欠なだけでなく，特に脊髄損傷や疾患の後の運動機能の回復において，脊髄回路の機能的な再編成が起こるうえで重要な役割を果たすことが示されています。他方，介在ニューロンは同一髄節で反射回路などに関わります（p.153参照）。

> COLUMN
>
> ### 脊髄ショック
>
> 　脊髄が限局性に急激に障害を受けるような状態，例えば横断性脊髄炎（あるレベルで脊髄全体を障害するような炎症）が起こると，障害レベル以下の髄節の麻痺，特に両下肢の麻痺（対麻痺）が生じます。これに加え，急性期においては脊髄ショックといわれる状態になります。脊髄に対して上位脳からの入力，特に前庭脊髄路，網様体脊髄路の興奮性経路からの入力が失われるため，脊髄運動ニューロンの活動性が低下します。そのため麻痺が起こるだけでなく，腱反射も著しく低下します。ところが脊髄ショックから数日から数週間経過すると，運動ニューロンに促通性の入力が到達しなくても，そのニューロン自体の興奮性が上昇してきます。回復過程では屈曲反射がまず回復します。足底刺激による反射は足底部をこするような刺激に対して，正常の場合は両側に屈曲反応（足趾が屈曲）をしますが，錐体路が障害されて麻痺が起きた場合，第2～5趾が開扇し，第1趾が背屈します。脳梗塞による錐体路障害では，足趾が背屈するような動きがみられ，バビンスキー徴候とよんでいます（ 図20 ，屈曲反射の異常）。このように正常では起きないが病的状態のときに出現する反射を病的反射といいます（上記の脳梗塞の場合もみられます）。
>
> 　筋の長さを決める反射回路が影響を受けると，筋紡錘は固定されて腕の屈曲筋や膝の伸展筋は短い状態に設定されてしまいます。そのため脊髄の障害の慢性期では，痙性だけでなくクローヌス（筋肉のわずかな伸長刺激に対してガクガクと関節が動いてしまう現象のこと）などの症状が出現します。
>
> 図20 バビンスキー徴候
>
>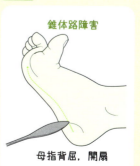
>
> 錐体路障害
> 母指背屈，開扇

7章　脊髄

10 姿勢と歩行に関わる脊髄の神経経路をゆく

　歩行するときは手足を単独で動かすのではなく，体幹も含めてバランスをとり手足の筋をタイミングよく協調させて，体全体を前に進めないといけません．このとき，歩行の開始と停止，危険物の回避などは意識的な制御を必要としますが，いったん歩行が始まってしまえば，歩行リズム，手足の協調した動き，姿勢の制御などをすべて一つ一つ意識しながら行っているわけではありません．歩行の際には自然に両上肢の腕の振りもみられます．歩行に関わる神経の調節は単純ではありませんが，一歩一歩，旅の歩みを進めていきましょう．

　歩行は皮質脊髄路だけで随意的にコントロールしているわけではありません．歩行や姿勢調節など運動機能を制御する中枢は脊髄と脳幹にあり，**歩行のリズミックな運動パターンをつくり出す機構**（歩行実行系）と，**筋緊張をコントロールする機構**に分けられます 図21 ．

図21　姿勢制御や歩行に関わる脊髄路

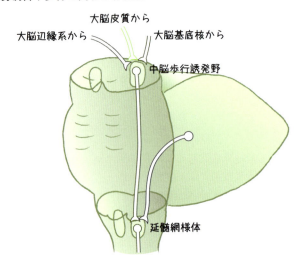

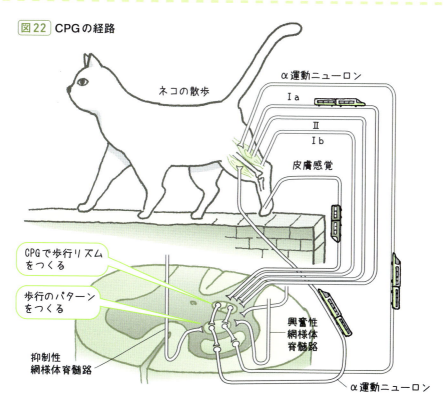

図22 CPGの経路

　ネコなどの動物では，中脳に電気刺激すると歩行や筋緊張の消失を誘発できる領域があります（中脳歩行誘発野，midbrain locomotor region：MLR）。また，視床下部や小脳にも歩行誘発野があることが知られています。歩行中枢からの信号は前述した促通性の延髄網様体脊髄路を下行して，脊髄の歩行リズム生成器に送られ，歩行運動を発動させます。脊髄の歩行リズム生成器は，屈曲反射（p.162参照）を誘発する経路を形成している脊髄の**central pattern generator（CPG）**です。CPGは介在ニューロン群が歩行リズムを形成する回路で脊髄灰白質の中間層から腹側部に存在します 図22 。

　その一方で，筋緊張促進系と抑制系は脊髄のCPGに働くことで，歩行と筋緊張を制御しています。**促通性の延髄網様体脊髄路**は脳幹からの下行路の活動により筋緊張を増加させます。これに対し**抑制性の橋および延髄の網様体脊髄路**は，脊髄反射を媒介する脊髄の介在ニューロンや運動ニューロンを抑制することで，筋緊張を抑制します 図22 。

筋 紡錘とゴルジ腱器官

　歩行中には運動に伴って刻一刻と身体内外の状況が変化するため，感覚路からの情報も重要です（p.98参照）。歩行中の感覚を伝える線維として，筋紡錘とゴルジ腱器官からⅠa線維を通じて脊髄に入った感覚情報は，前角のα運動ニューロンに達して筋伸張反射に関わるだけでなく，側枝を出して分岐し，脊髄第8頸髄から第2腰髄にわたって存在する後角基部のクラーク柱で，2次感覚ニューロンに連絡します。

脊 髄小脳路

　前脊髄小脳路はシナプスを乗り換え，脊髄後索を上行する経路で，下小脳脚から小脳虫部に至ります（p.110参照）。もう1つの経路は**後脊髄小脳路**で，Ⅰa線維が後角および脊髄灰白質に達し，2次ニューロンは前脊髄小脳路を介して身体の筋や関節から小脳に**固有受容情報（深部覚）**を伝達する経路であり，深部覚の求心線維すべてがこれらの経路をたどります。脊髄の両側の前側索内を上行し，上小脳脚から小脳虫部に到達します（p.109参照）。後脊髄小脳路は下半身（脚と体幹）からの固有受容情報を小脳に伝え，下肢の運動と姿勢の制御を行います。他方，前脊髄小脳路は上半身（腕と体幹）からの固有受容情報を小脳に伝え，上肢の運動と姿勢の制御を行います。小脳に伝えられた情報に基づいて筋緊張，拮抗筋，共同筋が統合的に働くよう，シナプスで乗り換えして遠心路を伝わり調整します。

　このように，CPGで形成されたリズムを基に，骨格筋，皮膚，感覚からの情報をⅠa，Ⅱ線維などを通じて感覚入力を受けた介在ニューロンにより歩行パターンが生成されます。最近の研究では，磁気刺激により脊髄に入力する感覚神経を刺激することで，ヒトでも非侵襲的に歩行パターンを誘発できることを示す研究もあります。

174

11 体性感覚，痛みを調節するための下行路

　脳や脳幹からの下行路は，体性感覚，痛覚調節に関係する脊髄内の経路にも影響を与えます。感覚の経路は脊髄を上ってくる旅ですが，逆の経路もあるわけですね。一次感覚野（3,1,2野）から下行する経路は，外側皮質脊髄路を通り，一部対側の後索や脊髄後索を下行して脊髄後角に到達します 図23 。

　末梢からはじまる感覚路において，感覚情報が脊髄内で一次感覚ニューロンから二次感覚ニューロンに乗り換えが起こる際に，下行性制御が行われ，体性感覚の入力を調節します。この系は感覚情報の入力を制御し，**運動時の感覚の取捨選択**に関わっていると考えられています。

　脳幹からの下行性経路は**痛覚の調節**にも影響を与えています。視床下部から脳幹網様体を経て中脳灰白質，延髄の大縫

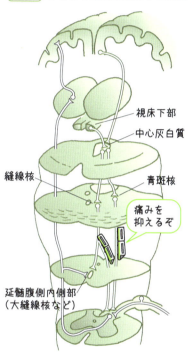

図23　下行して感覚を調節する経路

視床下部
中心灰白質
縫線核
青斑核
痛みを抑えるぞ
延髄腹側内側部
（大縫線核など）

線核などへ伝達され，脊髄の後角に至ります。また，延髄の網様体から青斑核を経て後角に至る経路もあります。これらの下行性入力は感覚情報が脊髄内で一次感覚ニューロンから二次感覚ニューロンへと伝達される過程で，痛みの感覚を調節します。この系は視床下部などからの下行性経路によって普段抑制されていますが，βエンドルフィンなど内因性オピオイド系の神経伝達物質が視床下部の弓状核に作用すると抑制がとれ，脊髄後角の二次感覚ニューロンを抑制することによって痛みの感覚が緩和されます。疼痛管理や鎮痛治療の観点から，脊髄内の痛覚調節経路の理解は重要です。

COLUMN
脊髄の反射回路が障害されると何が起きるか

・**脳梗塞, 脊髄障害と反射**

　脳梗塞, 脊髄障害で下位運動ニューロンが障害されると, それが支配する筋に弛緩性麻痺が起きたり, 筋萎縮が生じることは運動路の章で述べました。反射弓が障害されると反射の低下や消失がみられます。

　他方, 錐体路 (皮質脊髄路) が障害されると, 上位中枢から随意運動を起こす信号が運動ニューロンに達しなくなるため, 支配筋の麻痺が起こります。錐体路の障害で起こるもう1つの所見は**腱反射の亢進**です。これは, α運動ニューロンに到達する上位脳からの入力が, 正常では外側皮質脊髄路が優位であるのに対し, 錐体路障害が起きると前庭脊髄路, 網様体脊髄路など錐体外路系からの促通性入力が優位となり, 脊髄運動ニューロンの興奮性が上昇することにより起こります。また, 錐体外路系の障害により, 錘内筋を支配する運動ニューロンの興奮性が抑制できず, 相動性筋伸張反射の異常が起こります。そのため痙性 (手足が突っ張るようになり, 手足を曲げられない, 関節が屈曲・伸展してしまい思うように動かせない状態) がみられます。

　脳梗塞では障害された錐体路と対側の麻痺が生じますが, このとき病変側の上肢が屈曲し, 下肢が伸展するウェルニッケ・マンの肢位を呈します 図24 。これは錐体路が障害されると, 慢性期には運動ニューロンの活動が亢進し, 上肢へは屈筋優位に, 下肢では伸筋優位に運動ニューロンの活動が亢進するからです。さらに, 随意運動をしようとするときは皮質から投射する網様体脊髄路が代わりに活動し, 上肢の屈筋, 下肢の伸筋を支配する運動ニューロンの活動が亢進するからであると考えられます。

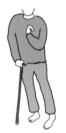

図24
ウェルニッケ・マンの肢位

・**パーキンソン病と小脳疾患**

　パーキンソン病では, 固縮といって動作時に筋が強張るような抵抗をもつようになる状態になります。上記の緊張性伸長反射が亢進し, 他動的に患者の関節を曲げようとすると, 歯車を回すときのようなガクガクっとした引っかかりや, 鉛管を曲げるときと似た固い抵抗を呈するものです。これに対し, 小脳の機能に障害がある小脳疾患患者では筋緊張の低下 (筋トーヌスの低下) がみられます。これはγ運動ニューロンとα運動ニューロン活動が低下すること, 拮抗筋の反射抑制があることが考えられています。

8章

大脳基底核と
小脳

8章 大脳基底核と小脳

1 大脳基底核と小脳
〜運動を調節するための神経の旅

　運動は基本的には電気信号が運動野などから皮質脊髄路を経て脊髄から筋へと伝わり，筋の収縮を引き起こし，運動として発現します（p.74参照）。しかし，日常生活や運動などの際に多くの筋が協調して，滑らかな運動が円滑に行われるためには，多数の筋の収縮を適切なタイミングで協調させる必要があります。このプロセスに関与するのが大脳基底核と小脳です 図1 。

図1 大脳基底核と小脳

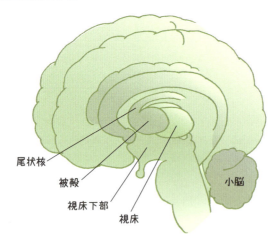

　大脳基底核と小脳は大脳皮質（運動野を含む運動関連脳領域など）と連携しながら，筋の緊張と筋群の協調を半ば反射的，無意識的に調整しています。運動路の意識的かつ意図的な制御は，運動野からの指令を受けて皮質脊髄路を介して行われる一方，このような**無意識的かつ自動的な調整**は大脳基底核と小脳を介する系によって行われます。一つ一つ個々の筋の動きを頭で意識的に考えながら行うのではなく，多くの筋を状況に応じて自動的にスムーズに調整する仕組みです。

2 大脳基底核と錐体外路系
～状況に応じた運動の調整切り換え役

　大脳基底核は脳の深部にある神経細胞の集まりで，線条体（被殻，尾状核），淡蒼球，視床下核，黒質などのいくつかの構造からなります 図2 。

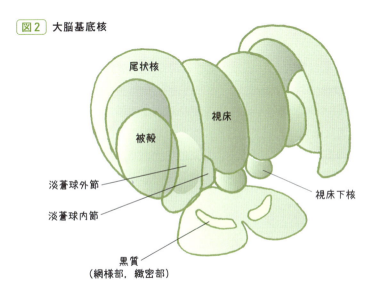

図2 大脳基底核

　大脳基底核は両半球に1つずつ存在します。そのうち，**線条体**（striatum）は皮質下にあり，全体としてレンズのような形状をしており，レンズ核ともよばれます。解剖学的には，線条体は主に腹側線条体（ventral striatum）と背側線条体（dorsal striatum）に分かれます。また，**淡蒼球**も大脳基底核の構造であり，**外節**（external segment：GPe）と**内節**（internal segment：GPi）に大別されます。線条体には2つの発着地があり，淡蒼球にもまた2つの発着地があり，それぞれ異なる役割を担っています。視床下核も大脳基底核に含まれます 図2 。これらの構造は後述の基底核-視床-皮質ループ（basal ganglia-thalamocortical loop）を形成し，大脳基底核の出力が淡蒼球内節から出ていきます。

一方で，**黒質**は中脳に存在し，さらに深くにあります。黒質の細胞は特有の黒いメラニン色素を生成するため脳の断面をみると黒く見えます。黒質は**緻密部**（SNc）と**網様部**（SNr）の２つの領域に分かれており，それぞれ異なる役割を果たします。緻密部は神経伝達物質のドパミンを生成し，軸索を大脳基底核（線条体）に伸ばし，末端からドパミンを放出することで，大脳基底核ループの機能を調整します（黒質線条体路）。一方，黒質網様部は淡蒼球内部と並んで脳幹などのさまざまな核に投射する大脳基底核の出力部に相当し，他の脳領域への発車地となっています。

大脳基底核は大脳皮質などからの入力を受け，大脳基底核内の諸核で情報処理が行われた後，再び大脳皮質，例えば運動野などに出力を出します 図3 。このうち線条体は大脳基底核の主要な入力部に相当し，大脳皮質からの情報を受け取ります。大脳基底核内には神経核間でのさまざまな線維連絡が存在し，情報処理が伝達されます。最終的に大脳基底核の経路は淡蒼球内節および黒質網様部などに至り，大脳皮質，脳幹など他の領域に出発します。

COLUMN
運動の開始と停止

大脳基底核は運動の調節，認知機能，感情，動機づけ，学習などさまざまな機能を果たします。特に運動に関連して，大脳基底核は意図的な運動を開始し，姿勢の変化を調整し，筋の緊張を調節してスムーズな運動を実現する一方で，不随意運動を抑制します。そのためには，大脳の前頭前野でプログラムされた運動パターンのなかから適切なものを選択し，それを実行するための脳領域の活動を活性化する必要があります。逆に，不必要な運動プログラムの発現を抑制する仕組みも必要です。旅に出かけるにしてもやみくもに進んでは予定の目的地にたどり着けません。調整を重ねてスムーズな旅にしたいですね。このような理由から，大脳基底核は特に状況に応じて運動を開始または停止する際に重要な役割を果たし，記憶に基づいた予測や期待に関連する運動（行動），学習にも関与する可能性があります。

図3 皮質と基底核のループ

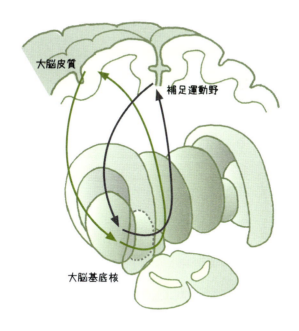

　大脳基底核の主要な回路は，大まかに次の主要な要素から構成されています．1つは，大脳皮質から線条体に入り，その後淡蒼球と視床を経由して最終的に大脳皮質に戻るループです（基底核-視床-皮質ループ）図3 。大脳皮質からの出力は最終的には皮質脊髄路などを経由して脊髄に到達し，運動路を介して筋の収縮が起こります（p.74参照）．大脳基底核を介するループ回路の役割は，大脳皮質（運動野）の活動性や興奮性を調整することです．次項目でその経路を見ていきましょう．

　大脳基底核のもう1つの要素は黒質です．黒質網様部は脳幹のさまざまな構造に出力を出しますが，淡蒼球内節からの出力のように大脳皮質にもどるループ構造を形成せず，脳幹の核などに到達するものもあります．一方で黒質緻密部は，大脳基底核の線条体に投射して，基底核-視床-皮質ループの機能を調整する役割があります．

8章 大脳基底核と小脳

③ 基底核-視床-皮質ループ
～抑制の抑制は促進！？

　基底核-視床-皮質ループは直接路と間接路の2つの経路からなります（図4）。旅の道程は2つあり，乗り換えが少なくドンドン先に進んでいく旅と，より多くの乗り換えをしながらぼちぼち進む旅があります。

図4　2つの基底核-視床-皮質ループ

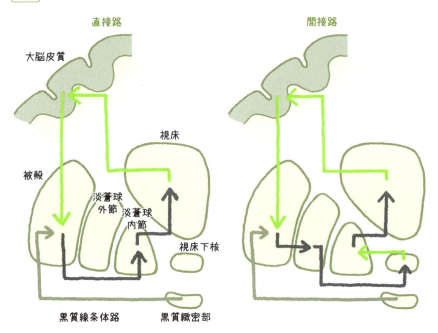

直接路

　直接路（direct pathway）では，大脳皮質の神経細胞がまず**線条体**（被殻＋尾状核）へのシナプスを介して情報を伝達します。皮質からの入力を受けた線条体は淡蒼球内節（GPi）や黒質網様部（SNr）に到着し，次のニューロ

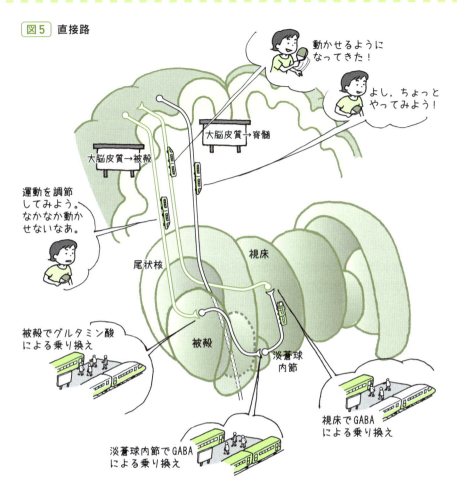

図5 直接路

ンにシナプスで乗り換え，最終的には**視床**に到達します 図5 。視床といえば脳の中の大きなターミナルですね。神経伝達の旅は次の目的地，運動野などの**大脳皮質**にまた戻っていき運動の調整などを行います。

　線条体から淡蒼球内節や黒質網様部に向かうニューロン，そして淡蒼球内節から視床に到着するニューロンは抑制性ニューロンであり，GABAを神経伝達物質として使用します。つまり，直接路には**2つの抑制性ニューロン**が存在し，他のニューロンは興奮性をもっています。直接路は抑制を抑制するため，まわりまわって運動野に促進的な作用をもつ経路，すなわちアクセルをかける経路と考えることができます。

間 接路

　間接路（indirect pathway）では，大脳皮質の神経細胞が**線条体**にまず乗り入れし，線条体のニューロンが次に**淡蒼球外節**に至ります。淡蒼球外節のニューロンは**視床下核**に向かい，次に視床下核から**淡蒼球内節**に向かい，最終的には淡蒼球内節から**視床**を介して大脳皮質に戻るループを形成します 図6 。間接路では，直接路よりも多くのニューロンを介して信号が伝えられ，乗り換えの多い旅となります。そしてこちらの間接路でも淡蒼球内節から視床を介して大脳皮質に戻っていき，運動の調整に寄与します。この経路はGABAを神経伝達物質として使用した**3つの抑制性ニューロン**が存在します。間接路のループは，3つの抑制性ニューロンの作用によりマイナスの経路となるため，運動野などの大脳皮質からの入力は，大脳基底核の間接路のループを一周して大脳皮質に戻ると，全体として抑制的な作用をもつと考えることができます。どちらかというとブレーキをかける経路になりますね。

旅 に欠かせないブレーキとアクセル

　このように直接路と間接路という，プラスとマイナスの作用をもつ2つの経路が存在し，そのバランスを調整することによって，運動系にブレーキとアクセルをかけることができます。例えば，運動を開始または停止する際にブレーキとアクセルをかけて運動の調整を行いますが，普段はブレーキの経路が作動しているため動作が起こるのを抑制しています。それが必要に応じて（"ある運動をしろ"という大脳皮質から運動指令が出されると）ブレーキの活動をはずし（抑制の抑制），アクセルの活動を増加させることで運動を開始できるようになります。このような運動の調整は眼球運動などで用いられています。すなわち，眼球運動は通常，常にブレーキがかかったような状態になって自発的な動きを防ぐようになっていますが，必要な場合には（例えば大脳からの眼球運動指令がきた場合），大脳基底核がブレーキを解除して，眼球運動が開始される仕組みとなっています。

図6 間接路

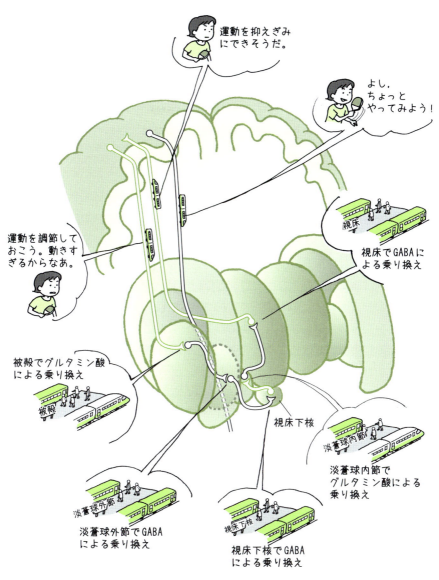

8章 大脳基底核と小脳

4 黒質線条体路
～大脳基底核も制御される?!

　黒質緻密部（SNc）の神経細胞は，**ドパミン**を生成し，その軸索を大脳基底核（線条体）に伸ばしており，その末端から神経伝達物質であるドパミンを放出します。この経路は，黒質緻密部から線条体に向かう黒質線条体路に相当します　図7 。

　線条体のニューロンには，ドパミンが結合する受容体である**ドパミン受容体**が存在し，ここに放出されたドパミンが結合することで，大脳基底核ループの直接路と間接路の機能のバランスをとる役割を果たしています。たくさん行き交う神経の旅が混乱しないように，調整が欠かせないのですね。放出されたドパミンが線条体ニューロンの**D1ドパミン受容体**に結合することで，**直接路**のアクセルの活動が優位になります。一方，線条体ニューロンの**D2ドパミン受容体**に結合すると**間接路**のブレーキの活動は低下します。これにより直接路の機能が優位になって運動が円滑に調整されますが，過剰に身体が動きすぎるようになります。逆にドパミンが不足すると，アクセル（直接路）の機能に対してブレーキ（間接路）の機能が優位になり，身体の動きが遅くなったり，小刻みになることがあります（p.188パーキンソン病のコラム参照）。このほかに，大脳皮質から直接，視床下核に投射する「ハイパー直接路」といわれる経路も存在することが知られています。この大脳皮質からの興奮性入力は，上記の「直接路」と「間接路」と比べて直接，淡蒼球内節や黒質網様部に大脳皮質の指令を伝達できる能力をもっています。

図7 黒質線条体路

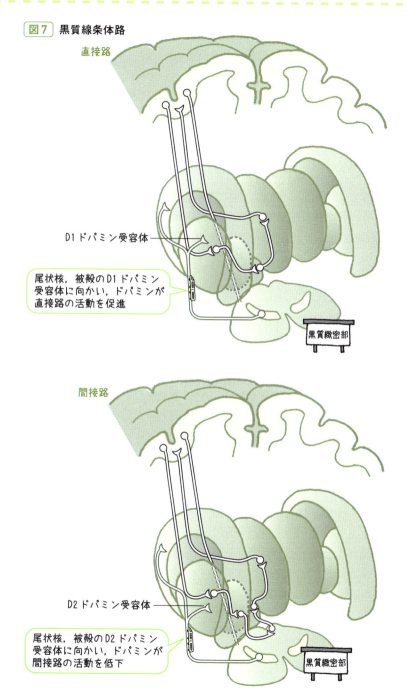

COLUMN パーキンソン病

　パーキンソン病は，黒質の神経細胞が機能低下し減少するために，神経伝達物質のドパミンを生成しなくなることと，神経細胞の数が減少することにより，線条体のドパミンが不足します。通常，黒質の神経細胞の数は加齢とともにわずかに減少しますが，ある年齢からその減少が年齢に比例しなくなります。黒質の神経細胞数が通常の20％未満になると，パーキンソン病を発症するとされています。

　パーキンソン病では，大脳基底核の障害により運動が滑らかでなく，動きが小さくなったり遅くなったりします。黒質（緻密部）の神経細胞が減少すると，間接路の活動が直接路に比べて相対的に強まり，その結果，運動野にブレーキがかかるような状態になります。そのため運動の出力が小さくなり，運動が小さく緩慢になると考えられます。

　その他の運動症状として，パーキンソン病では運動麻痺は生じないものの，動きが少なくなるとともに，運動が遅くなります（無動症または寡動症）。筋の緊張が高まり，こわばることもあります（筋強剛または筋固縮）。歩行や姿勢のバランスが悪化し，特有の前かがみの姿勢がみられます。また，細かい動作が難しくなり，文字を書いている間に字が小さくなってしまう小字症も現れます。症状が進行すると，歩行は不安定で遅くなり，腕の振りも少なくなります。また姿勢の立て直し能力が障害され，バランスが崩れ，転倒しやすくなります。歩行中に前かがみの姿勢となり，歩行は小刻みですり足で歩いたり突進歩行とよばれる早足の動きが現れることもあります。また，表情が乏しく瞬きも少なくなります（仮面様顔貌）。筋強剛は，他動的に四肢を動かそうとすると，歯車のような抵抗感（歯車現象）や持続的な抵抗感（鉛管現象）を感じる症状です。声が小さくなり，大きな声を出しにくくなります。これらの症状も大脳基底核の機能異常により，運動野，補足運動野を含む脳領域にブレーキがかかるために引き起こされると考えることができます。パーキンソン病では手などが静止時に振動する症状で，しばしば1秒間に4，5回の振動（静止時振戦）がみられます。この症状は運動野を含む脳領域にブレーキがかかることでは説明できませんが，大脳基底核の機能異常に対する1つの代償と考えられています。

8章 大脳基底核と小脳

5 小脳
～滑らかな運動に欠かせない素早いオンラインの調整

小脳は筋の収縮の程度とタイミングを微細に調整し，それを処理して適切な運動調整を行い，正確な運動を実現する役割を果たします。このために，小脳は筋や関節からだけでなく，他の脳領域からも運動や感覚に関連する情報を受け取っています 図8 。

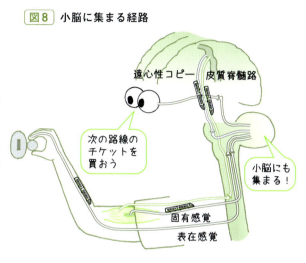

図8 小脳に集まる経路

　これらの情報は小脳に送られ，素早く処理されて，その結果が運動の調整や制御に利用されます。大脳基底核は筋の大まかな動きを制御するのに対し，多くの速い運動において小脳は筋の動きを細かく調整し，**運動をスムーズ**に行うようにします。小脳はまた**バランスと姿勢の制御**に関与し，身体が安定した状態で動けるように動作を調整します。さらに，小脳は**運動の学習と記憶**にも関与し，同じ運動を繰り返し練習して新しい運動パターンの学習と運動パターンの記憶に役立ち，運動の改善を支えています。このような記憶は，意識されない手続き記憶として知られています。

　そのために小脳はさまざまな小脳外の脳領域から経路が到達し 図8 ，その情報を処理した後，小脳核から小脳の外に投射することで運動系を調整しています。最終的に大脳皮質の各領域から運動野に目標軌道が送られ，運動野から運動指令が脊髄へ伝えられることで運動が実現します。ここで実現した運動の情報が，意図された運動の軌道とどのくらいずれているかという情

報（感覚情報など）が大脳皮質の運動野などに**フィードバック**されると，これを用いて運動を修正し，より正確な軌道で運動ができると考えられています。しかし，運動後生じた感覚情報のフィードバックをもとに運動の修正を行うと時間がかかります。特に速い動きの場合，運動をスムーズに調整するには間に合わないので，オンラインでより素早く調整を行う必要があります。そのためには小脳は感覚情報だけでなく，脳が行おうとしている自身の運動を予測する必要があります。運動をシミュレーションし，予測された動き，運動パターン，感覚情報と，実際に得られた目標軌道と運動指令をモニターして得られる感覚情報を照合することで運動を調整しています。運動を開始しようとする意図やタイミングは大脳皮質で形成されますが，いったん運動が開始されると，このシミュレーションと調整は一つ一つが意識的に行われるのではなく，脳からの**運動指令のコピー**が小脳に送信され 図8，運動の調整に使用されます。一次運動野を発車する列車は2つあり，1本は脊髄に向けて，もう1本は小脳に向けて旅をするようなイメージです。

　同時に，運動中の**固有感覚情報**や**視覚情報**も小脳に送信されます 図8。末梢からは感覚神経の情報が小脳に向けて発信されているわけですね。このように運動調整には，脳の運動指令が出された際に，その情報の一部も小脳に送信される必要があります。これらの入力を基に小脳は運動パターンの予測と実際の動きのずれを計算し，運動を調整します。

COLUMN
内部モデル

　ある運動指令を入力したときに出力される運動軌道の関係を順モデルとよび，逆にある軌道を実現させるための運動指令を逆算するような関係を逆モデルとよびますが，これらを合わせて内部モデルといいます。内部モデルが存在すれば目標とする軌道に見あった運動指令を素早く計算することができます。何度も同様の動きをしながら運動の修正が進めば，速いスムーズな運動が可能になります。このような小脳による調整により，身体の筋の収縮と弛緩が調整され，滑らかな運動が可能になり，運動の精密な調整と学習，バランスの維持も可能になります。

6 小脳内の細胞と経路の連絡
～混雑がすごい濃密な旅

8章 大脳基底核と小脳

　出入りの多い小脳について，まずは発着地とつながりのある旅の舞台を見ていきましょう．小脳は，大脳の下，脳幹の後ろに位置します．小脳は，中央正中部にある虫部（vermis），そして外側にある両側の小脳半球（hemisphere）から構成されます 図9 ．

　小脳の表面には横断する溝（小脳溝）が存在し，多くのヒトで共通する小脳溝，第一裂，後外側裂によって小脳は3つの**小脳葉**に分けられます．小脳溝により，第一裂より前が小脳前葉，後ろが小脳後葉，さらに後外側裂より下のほうが，**片葉**（flocculus），**虫部垂**（uvula）と小節（nodulus）に相当します．これらの小脳葉はさらに複数の小葉とよばれる構造に分かれており，各小葉は異なる運動を制御します．

　大脳皮質が細胞層の構成が異なるさまざまな脳領域から成り立つのに比べて，小脳の各小葉内部には系統的な回路構造が存在し，小葉は基本的には類似した構造が繰り返されています 図10 ．大脳皮質のブロードマンエリアはそれぞれ発着地の構造は違いますが，小脳では異なる領域でも同じ構造をしています．ヒトの大脳の神経細胞数は約160億個といわれていますが，小脳は脳全体の15％程度の容積しか占めていないにもかかわらず，約690億個の神経細胞が存在し神経細胞の数は圧倒的に多いです．このため，小脳はいわば計算処理を行う「コンピュータ回路」として機能し，大量の情報処理を素早く行っています．

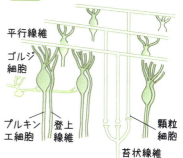

図9　小脳の概略図

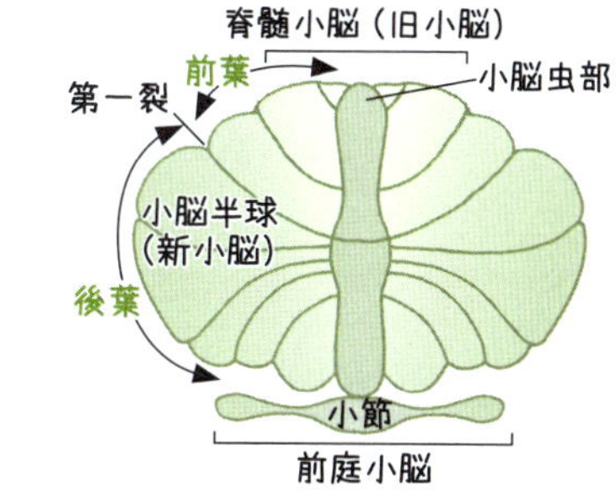

図10　小脳の神経細胞

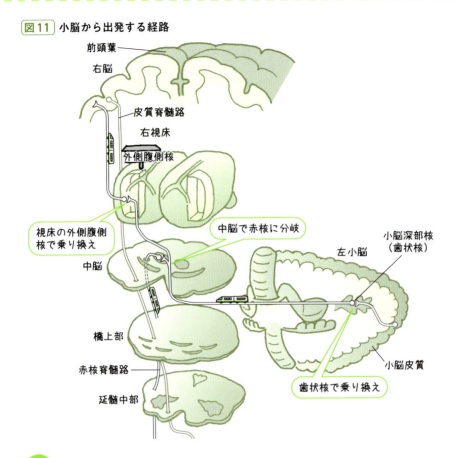

図11 小脳から出発する経路

小脳に到着する経路，小脳から出発する経路

　小脳には情報が入力する系（小脳入力系）と，処理した情報を外部に送る系（小脳出力系）があります。小脳に入力された情報は小脳皮質で処理された後，小脳深部核に送られ，ここから他の脳領域，大脳，脳幹，脊髄などに向かいます。小脳入力系では，大脳，脳幹，脊髄などさまざまな脳領域から情報を受け取り，その経路は**上・中・下の小脳脚**を通って入ってきます。これに対して出力系は小脳深部核からだけで，この情報が脳幹や大脳皮質などに伝えられます 図11 。小脳深部核には**歯状核**，**栓状核**，**球状核**があり，そこから上小脳脚を経由して，交叉した後に対側の**視床**に到達します。この過程で赤核にも一部の経路が乗り入れます。視床のシナプスで次のニューロ

図12 小脳に至る経路

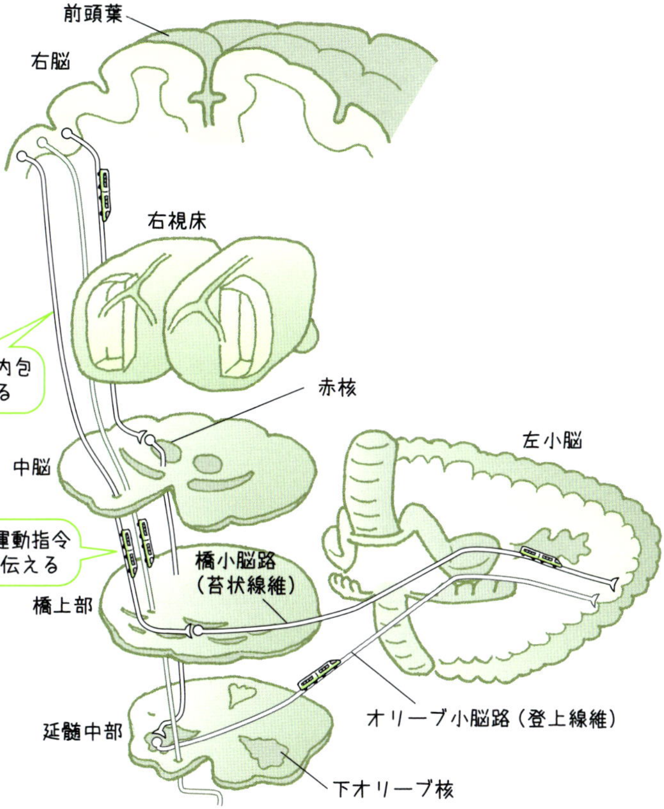

前頭葉
右脳
右視床
視床の横，内包
を通り抜ける
赤核
左小脳
中脳
小脳へ！運動指令
のコピーを伝える
橋小脳路
（苔状線維）
橋上部
オリーブ小脳路（登上線維）
延髄中部
下オリーブ核

ンに乗り換えた後，再び大脳皮質（運動野など）に達します。赤核からの信
号は脊髄に下行していきます。従って，大脳皮質-基底核-視床ループと同
様に（p.182参照），小脳でも視床を介して大脳皮質に向かうループが形成
されています。もう一つの小脳核である室頂核からの出力線維は，上小脳脚
の周りを交叉し，脳幹の諸核に到達します。

大 脳皮質から小脳へ

　大脳皮質から脳幹，特に橋に投射する**皮質橋路**は，大脳皮質運動野から橋
に到達し，橋核で次のニューロンとシナプスを形成して乗り換え，橋で対側
に交叉した後，小脳に入ります（**橋小脳路，苔状線維**）図12 。この経路を通

図13 前庭から脳幹，脳幹から小脳へ

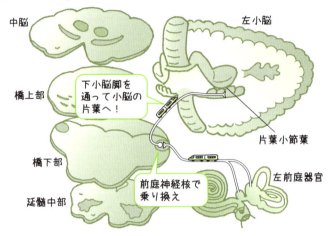

じて大脳の**運動指令のコピー**が小脳に届けられます（p.189 図8 参照）。また，大脳の運動感覚野から赤核，中脳被蓋，下オリーブ核に到達し，ここでニューロンを換えた後，交叉して下小脳脚を経由して小脳に至る経路もあります（**オリーブ小脳路，登上線維**）図12。感覚路の章で述べた脊髄小脳路は，脊髄からの情報を小脳に伝えます。

脳幹から小脳へ

前庭神経核など，脳幹からの入力は下小脳脚を経由して同側の小脳（片葉，結節）に到達します（**前庭小脳路**）図13。その他にも，脳幹の網様体は大脳皮質，歯状核，脊髄からの情報を受け取るとともに，小脳に入力します（網様体小脳路）。

脊髄から小脳へ

脊髄小脳路は脊髄からの**体性感覚情報**を小脳に送ります（p.109 図8 参照）。特に末梢からの振動覚や固有覚などの感覚情報は，脊髄の後索を通って小脳に伝えられます。前後どちらの脊髄小脳路も脊髄の側索を上行し，最終的に同側の小脳虫部に到達します。

8章 大脳基底核と小脳

7 小脳内の神経細胞をめぐる旅
～抑制をかけたり，抑制をはずす運動の調整

より細かいレベルで小脳の細胞やシナプス構造をみていきましょう．小脳に到着する経路は前述した登上線維と苔状線維という2つの経路を通ってきます 図14 ．

図14 小脳の神経細胞の経路

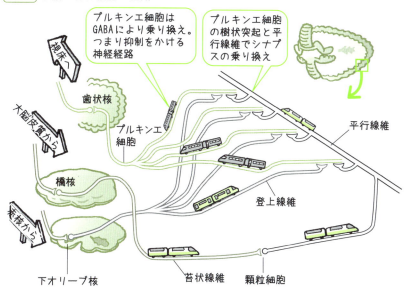

登上線維（climbing fiber）は下オリーブ核から始まり，小脳皮質に入って**プルキンエ細胞**とシナプスでつながります．一方で，橋核，前庭神経核などの脳幹の核から小脳に入ってきたり，大脳皮質や脊髄からの経路は，**苔状線維**（mossy fiber）を通って小脳に入り，小脳皮質の顆粒層に達して**顆粒細胞**のシナプスに乗り換えます．苔状線維は小脳出力核にも一部直接入力します．顆粒細胞の軸索は小脳皮質の表層の分子層に入ると，分枝して小脳回の長軸方向に平行な**平行線維**を形成します．平行線維はさらに星状細胞や籠

細胞（バスケット細胞），ゴルジ細胞（抑制性の介在ニューロン）を介して，プルキンエ細胞にいずれも抑制性のシナプスを形成してつながっています。

　小脳皮質で処理された情報はすべてプルキンエ細胞を経て**小脳深部核**にまず向かいます。プルキンエ細胞は，抑制性の神経伝達物質であるGABAを放出する**抑制性のニューロン**です 図14 。そのため，小脳深部核のシナプスでの乗り換えでは，基本的に小脳核の出力細胞を抑制する役割をもちます。さらに小脳深部核はさまざまな脳領域に向かいますが，これも抑制性のニューロンです。小脳から出ていく神経の旅は抑制という形をとっているのですね。

　これらの線維連絡により小脳の中でどのような情報処理が行われるか見てみましょう。上記の連絡線維のうち，平行線維は運動時に必要となる外界と身体の情報を小脳に伝える役割があると考えられます。一方，登上線維は目標軌道と実現軌道の間の誤差，すなわち運動時に生じるエラー情報を伝えていると考えられています。

シナプスの伝達効率は変わる

　登上線維からの**エラー情報**は平行線維がシナプス接続を介して顆粒細胞に信号を送る際に，その信号伝達に影響を与えます。平行線維-プルキンエ細胞間のシナプスにおいて，平行線維からの入力があるとき，同時に登上線維からの入力も同期して活性化される状態が続く場合を考えます。これはエラー情報が登上線維を通じて繰り返し伝えられることになりますので，平行線維-プルキンエ細胞間のシナプス伝達は低下します。すなわち，シナプスで信号が伝わりにくくなり，**長期抑圧**（long-term depression：LTD）の状態となります 図15a 。逆に，平行線維だけが持続的に活性化されるときには，シナプス伝達効率が増強され，**長期増強**（long-term potentiation：LTP）の状態となることがわかっています 図15b 。つまり，登上線維からの入力信号を用いることで（**教師信号**という），顆粒細胞からプルキンエ細胞への信号の伝達効率が変化することになります。

　このように平行線維-プルキンエ細胞間のシナプスの伝達効率が変化する

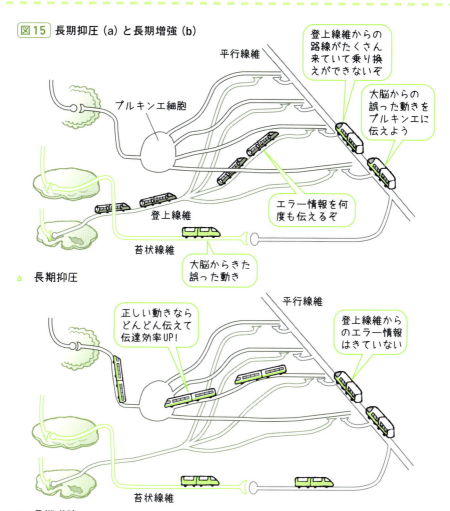

図15 長期抑圧（a）と長期増強（b）

a 長期抑圧

b 長期増強

ことで，プルキンエ細胞からの出力が変化します．プルキンエ細胞からの出力は抑制性なので，向かう先の神経（脳幹の神経核など）を抑制する働きをもちます．従って，平行細胞からプルキンエ細胞への信号伝達が低下するLTDでは抑制が弱まっていますので，向かう先の神経は脱抑制（増強）されることになります．このように登上線維からの入力（教師信号）は，プルキンエ細胞に対してLTDによって**シナプス伝達効率の変化**をもたらし，運動を遂行するたびに教師信号を用いて小脳の**内部モデル**を修正していきます．

COLUMN

旅路で起こるLTD

このような仕組みが日常生活でどう使われているか，旅先で移動中，私たちが何かものを見ているとき，頭を回転してもそれをはっきりと見続けられることを例に考えてみます。頭を動かしても，ものがはっきり見えるのは当たり前だと思われるかもしれませんが，日常生活では頭をよく動かすから網膜像が網膜上で動き，それがあまりに速いと像がぶれてはっきりものが見えなくなっても不思議ではありません。このようなぶれが起こらないのは，頭を回転したときに眼が逆向きに回転する反射（**前庭動眼反射**）が働くからです（p.87参照）。水平方向の前庭動眼反射の経路は，頭の回転を感知する水平半規管から前庭神経核に達し，ここでシナプスを乗り換えて，外眼筋を水平方向に動かす動眼神経核や外転神経核に至ります。この経路により，何かものを見ているときに，頭が回転した方向と反対向きに同じ角度だけ両側の眼が回転するので，視線は見ているものに固定されたまま像がぶれないようになります。

しかし実際には，前庭動眼反射だけで頭の回転を完全に代償することはできず，少しだけ網膜像のずれ（retinal slip）が生じてしまうことがあります。車窓から遠くの山並みを眺めていて，近くの景色に視線を移すと速い流れに眼がついていけませんね。すると今度は，そのretinal slipを打ち消すように**視運動性眼球反応**が生じ，頭の動きを代償して眼が動き，視野はぶれずに済むようになります。この眼球運動には小脳の働きが必要になります。

この視運動性眼球反応では，電車の外の景色を見ている人の眼が，景色の動きにつられて眼がゆっくり動き，ある位置までくると引き戻すように逆向きの素早い眼球運動が起きて眼の位置を元に戻すような動きが繰り返されます。景色に引きずられるようにして起きるゆっくりした眼の動きが，景色の網膜上の像を安定化させ，動いているものをきちんと見ることができるようにします。視運動性眼球反応を起こす網膜像のずれの情報は，網膜の視細胞に感知され，下オリーブ核に至り，そこから登上線維をたどっていき小脳に到達します。小脳で登上線維は前述のようにエラー信号を伝えます 図16 。また，一部前庭神経核にも入力します。他方，前庭器官からの入力は前庭神経核に入り，シナプスを乗り換えて苔状線維をたどって小脳に入り顆粒細胞にシナプスします。

図16 眼球運動の調節

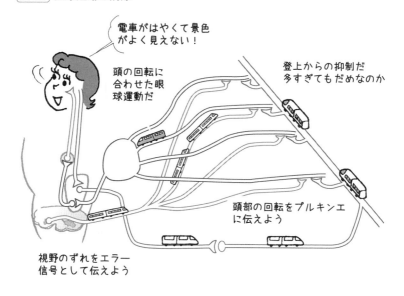

　視運動性眼球反応は，マウスなどの実験動物で縦縞を描いた回転するスクリーンを見せることによっても誘発することができます。縦縞のスピードが速いと，はじめは視運動性眼球運動のゲイン（振幅）は小さいので，眼の動きは目の前の景色の回転速度と完全に一致せず（眼はスクリーンの動きについていくことができず），最初のうち網膜像がぶれてしまい，縦縞がよく見えません。ところが1時間ほど練習させると，眼の動きはスクリーンの縦縞の回転速度と合ってきてよく見えるようになります。この練習をしている間，前庭神経核の活動が段々高まり，これに伴って視運動性眼球反応のゲインが上昇することが示されています。網膜像のずれが登上線維を伝わって，小脳の片葉にあるプルキンエ細胞に達すると，平行線維とプルキンエ細胞の信号伝達がLTDにより抑制されます。プルキンエ細胞は前庭神経核に対して抑制性の出力を出していますが，このLTDによりプルキンエ細胞の抑制が抑制されます。そのために前庭神経核への出力が増強し，ゲインが大きくなると考えられます。このように視運動性眼球反応と前庭動眼反射は機能的に密接な関係をもち，脳幹と小脳の神経回路を共有することで眼球運動を微調整しています。

COLUMN 脊髄小脳変性症

脊髄小脳変性症は多くが中年以降に発症し，小脳の神経細胞が減少していくために，小脳がゆっくりと萎縮する疾患です。小脳が主としておかされるものと（**皮質性小脳変性症**），変性が大脳基底核・自律神経系・錐体路に及ぶ疾患もあります（**多系統萎縮症**）。遺伝性・非遺伝性のものを含めて，すべての病型を合わせて全国で約30,000人の患者がいるとされます。歩行時のふらつきや，手の震え，ろれつが回らないなど，小脳の機能障害による運動失調症状を呈する疾患を総称して脊髄小脳変性症とよびます。

前述したように，小脳は運動に必要な複数の筋の活動を協調させることにより，身体を動かす際のバランスをとり，筋のスムーズな協調運動を可能にしています。また，筋緊張，身体の平衡保持にも関与しています。従って小脳が障害されると，小脳性運動失調症状が生じます。個々の筋の力は落ちていなくても，手足の協調運動や身体の平衡保持の機能が障害されます。嚥下障害・構音障害もみられ，ろれつが回りにくくなり，話しかたも途切れがちになり緩徐で不明瞭となります。ゆっくりと一方向に眼球が偏位し，それを元の位置に急速に戻すように繰り返す眼振が見られることがあります。急に声が大きくなったり小さくなったりします。また，指の細かい動きができなくなり，字がうまく書けなくなります。指を鼻の頭に触れさせる動きを繰り返す指鼻試験を行うと，指の先がうまく鼻のところにいかなかったり（測定異常症），手がふるえたりします。筋の協調運動障害のため，前腕の回内と回外を交互にすばやく繰り返す運動がうまくできなくなります（拮抗運動反復不能症）。また，一側の踵を反対側の膝に当てた後，下腿前面に沿って滑らせる膝踵試験を行うと，届かなかったり行きすぎたりします。歩行のバランスが悪くなり，両足を広げてバランスをとるような歩行になり，症状の進行とともに歩行が困難になっていきます。

9章

感覚情報の処理

9章 感覚情報の処理

1 体性感覚情報がたどる脳の領域

　本題に入る前に，感覚路の旅路をおさらいしておきましょう。感覚路の章（p.98）で述べたように，深部感覚器や機械受容器からの電気信号は，脊髄の**後索**を通り延髄下部の後索核（**薄束核，楔状束核**）に到達し，シナプスで次の神経に乗り換えます。2次ニューロンは交叉して左右反対側の**内側毛帯**を上行し，視床の**後外側腹側核**（ventroposterolateral nucleus：VPL）に到達します（**後索‐内側毛帯路系**）。顔面からの感覚は視床**後内側腹側核**（ventroposteromedial nucleus：VPM）に達します。また，温度覚や痛覚などを伝える感覚神経からの信号は，脊髄後角から脊髄視床路を経由して，視床VPL核やVPM核に到達します。2次ニューロンは反対側の前側索を上行し視床に向かいます（**前側索系**）。

　痛覚の線維などは一部網様体に終わるものもありますが，これらの上行性の感覚情報は視床で乗り換えをした後，**一次体性感覚野**（S1）へ到達します。VPL，VPM核のニューロンから生じた軸索は，主にS1の第4層に位置する皮質ニューロンに投射します。

機 能ごとに役割分担

　ここからいよいよ感覚路の終着点に入りますが，感覚野は広いうえさまざまな領域とつながりがありますので，終わりの地点はまた出発の地点でもあるわけです。**一次体性感覚野**（S1）は中心溝の後ろの頭頂葉，**中心後回**で内外側方向に広がる細長い領域です。運動野と同様，体性感覚野では対側の半身の体部位から情報が入力する**体性局在**があります　図1　。脳外科手術中に行われた電気刺激によるマッピングで，最内側部には対側下肢遠位部（足）の領域があり，ここから外側に向かって順に下肢近位部（下腿，大腿），体幹部，頭部，上肢近位部（腕），上肢遠位部（手指），顔面，口腔の領域が並んでいます。身体の部位ごとに脳も機能が分かれているのですね。運動野のホムンクルス

図1 体性感覚野の体性局在

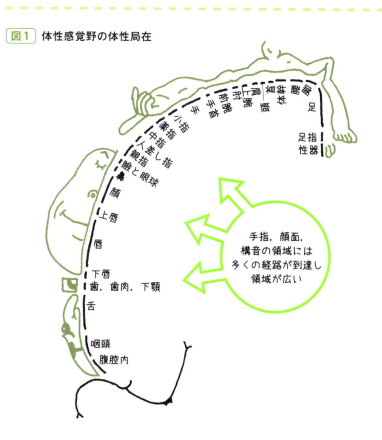

と同様，特に手指，顔面，構音に関わる領域が広く，胴体と近位四肢の領域は狭いです。ヒトの場合，上肢の巧緻性運動や顔の表情，話すことには特別に感覚入力の処理が必要であり，また受容器の密度は手や唇などの部位でより高くなっています。そのため，精緻な感覚を生じる手や顔には他の領域に比べて大きく，また多くの中枢（および末梢）の経路が必要になると考えられています。

図2 体性局在の「マップ」

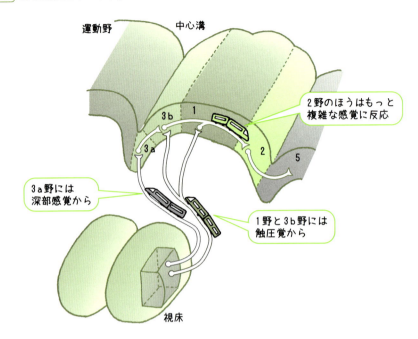

　ヒトのS1は**ブロードマンの3野，1野，2野**からなり，3野はさらに**3a野と3b野**に分かれます。各皮質領域がそれぞれ独立した体性局在の「マップ」をもっています 図3 。3a野へは**深部感覚（筋紡錘）**からの経路の到達点があり，3b野と1野へは**皮膚刺激（触圧覚）**からの経路が主に到達します。これらの体性感覚情報はS1の3b野から後方の1野や2野に運ばれる過程で，徐々に統合され**階層的に情報処理**が行われます。3b野の神経細胞の受容野は比較的単純で，例えばある指の1つの指節の掌側などに限局した非常に狭い受容野になっています。しかし，1野，2野に行くと受容野は大きくなり，複数の指の刺激に反応するようになります。1野の神経細胞は特定の方向の皮膚刺激に対して優位に反応しますが，2野の神経細胞の多くは反応が起こるために，より複雑な刺激（特定の形状など）を必要とします。皮膚感覚と深部感覚の統合，物体のエッジや特殊な材質，皮膚上を動く刺激，複雑な刺激に対する特異的な応答など対象物の特徴をより細かく感じ取れる神経細胞も存在します。

S1で処理された情報は，皮質下領域に加えて，より高次の皮質領野，**二次体性感覚野**（S2），頭頂連合野，運動野などに向かいます 図3 。S1に隣接するS2は外側溝（シルビウス溝）を上から覆っている頭頂弁蓋の内側壁にあります 図3 。神経の旅路としては秘密の回廊の先にある洞窟のようです。S2の受容野は一次体性感覚野の受容野に比べて広く，S1からの情報を受け取って，触覚，痛覚，温度感覚などの感覚情報を統合し，**対象物の触覚判別**や**運動制御**などを実行します。また，中心溝をまたいだ前頭葉の運動皮質領域でも，頭頂葉から感覚情報を受け取り，いくつかの体性感覚領域にフィードバックする経路があります。

図3 二次体性感覚野に向かう経路

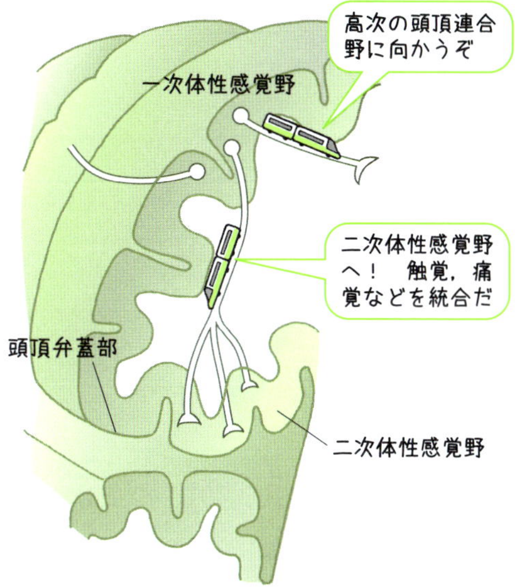

一次体性感覚野

高次の頭頂連合野に向かうぞ

頭頂弁蓋部

二次体性感覚野へ！ 触覚，痛覚などを統合だ

二次体性感覚野

COLUMN

感覚野から「下行」する経路？！

少し意外かもしれませんが，皮質感覚野は非常に多くの下行性投射を視床，脳幹，脊髄へと送っており（p.175参照），しかも下行性投射は前述した上行性体性感覚経路よりも多いのです。この下行性投射の生理学的役割はよくわかっていませんが，脳幹，視床レベルで上行性の感覚情報の流れを調節すると考えられています。例えば，感覚ゲーティングは皮膚などに与えられた刺激が運動や予測状態などの状況に応じて抑制され，同じ強さの刺激でもより小さく知覚されます。他人に手のひらをくすぐられる場合と自分自身でくすぐる場合とでは，自分自身でくすぐったほうが「くすぐったさ」が少ないことが知られていますが，これも感覚ゲーティングの一種と考えられています。

9
章

2 視覚情報が処理される神経の旅

網膜で視覚刺激が眼から入ると，網膜の最外層にある視細胞（視細胞には桿体，錐体の2つがある）で光化学反応が起こり，電気信号が生じます 図4 。

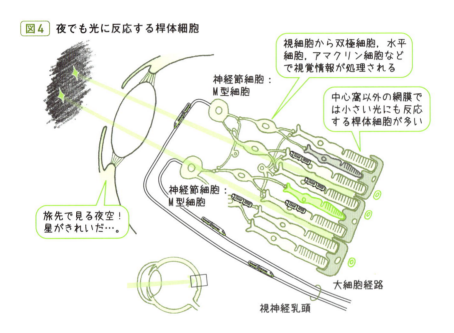

図4 夜でも光に反応する桿体細胞

桿体細胞は光感受性が高く 図1 ，桿体細胞の視物質はロドプシンとよばれ，光子が一分子を吸収すると立体構造が変わり，ロドプシンが活性型視物質であるメタロドプシンに変わりますが，それが分解されるまでには時間がかかります。これに対し網膜の中心窩にある錐体細胞では 図5 ，活性型のメタロドプシンの分解が速く，反応に多くの光子を必要とします。錐体細胞は感度は低いが空間分解能が高く，色は赤，緑，青の3種類の錐体細胞により受容され，それぞれの色を最も効率的に吸収します。

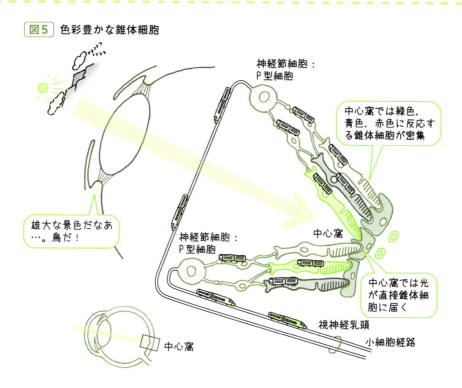

図5 色彩豊かな錐体細胞

　網膜での神経の旅を見ていきましょう。視細胞からの情報は双極細胞，水平細胞，アマクリン細胞など経路を乗り換えながら処理された後，**神経節細胞**に伝達されます 図5 。**双極細胞**にはスポット光などの光刺激を加えると，脱分極を生じるon型細胞と過分極を生じるoff型細胞があります。桿体細胞はon型の双極細胞に連絡しています。on型双極細胞では光刺激により脱分極が起こり，グルタミン酸を放出します。off型双極細胞では光刺激により過分極が起こり，グルタミン酸の放出が抑制されます。on型の双極細胞はon型の神経節細胞とシナプスを形成し，興奮を伝えます。

　神経節細胞は大きさから2つに分類されます。P型細胞は小型で網膜中心部に多く，**色や形の識別**に関わり，その応答は持続性です。M型細胞は大型で網膜周辺部に多く，**動きやコントラストの検出**に優れ，応答は一過性です 図3 。神経節細胞は，視神経を通り視索から視床の外側膝状体に入り，シナプスで乗り換え，視放線を介して大脳皮質後頭葉内側面にある鳥距溝周

図6 中心・周辺視野のそれぞれの経路

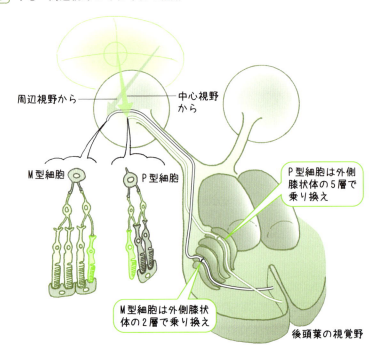

　囲の**一次視覚野**（ブロードマン17野）に到達します（p.209 図7 参照，膝状体系）。視索の一部は上丘に至り，瞳孔の対光反射に関わる視蓋前野にも直接達します（膝状体外系，p.124参照）。上丘から視床枕核に至る経路は眼球運動の制御に関わります。また，一部視床下部の視交叉上核に至り，光刺激による概日リズム（サーカディアンリズム）の調整に関わります。

　外側膝状体は6層構造になっていて 図6 ，対側の眼からの経路は1，4，6層に，同側の眼からの経路は2，3，5層に到達します。1，2層は比較的大型のニューロンからなり（大細胞層），3～6層は小さな細胞からなります（小細胞層）。網膜のP型細胞から外側膝状体の小細胞層を経由して，後頭葉のV1へと至る小細胞経路（**パルボ経路**）と，網膜のM型細胞から外側膝状体の大細胞層を経由して，V1へと至る大細胞経路（**マグノ経路**）があります。小細胞経路と大細胞経路は，それぞれ主として後述の腹側視覚経路と背側視覚経路に伝わっていきます。

図7 一次視覚野の地図

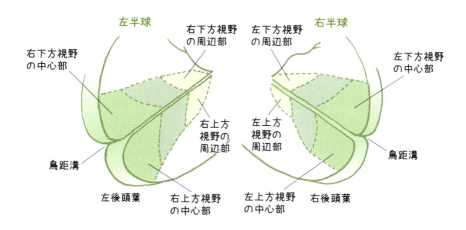

　視覚情報処理に関わる領域は大脳皮質全体の1/3を占めます。神経の旅先としては人気の目的地です。視覚情報は単純な視覚的特徴が下位領域で，より複雑な特徴は上位領域で階層的に処理されます。視覚階層が上がるにつれて，**コントラスト，色彩，動きの検出**といった単純な基本的特徴が組み合わされて，より複雑な視覚的特徴を処理するようになり，豊かで完全な視知覚が生み出されます。

　大脳の視覚野のうち一番下の階層にあるのが一次視覚野（V1，ブロードマン17野）で，外側膝状体から直接入力を受けます。V1には**視野地図**（retinotopic map）があり，右半球のV1では左視野，左半球のV1では右視野の情報が処理され，上方視野は鳥距溝の下，下方視野は鳥距溝の上の領域が司ります 図7 。V1では視野の中心部が周辺視野に比べて相対的に大きな領域になっています（皮質拡大）。

COLUMN

視覚野のさまざまなニューロン

　視覚情報は受容野とよばれる特定の領域から刺激を受け取り，その情報が解析されます．V1では比較的単純な視覚的特徴に反応し，V1ニューロンはスポット状の光にはほとんど反応しませんが，スリット状の光に反応したり（単純型細胞），刺激となる視覚刺激の動きに反応する細胞（複雑型細胞），特定の長さと特定の動きに反応する細胞（超複雑型細胞）があります．視覚刺激の大きさ，空間周波数，時間周波数，色（波長），両眼視差，明るさのコントラストなどさまざまな視覚的特徴に選択的な反応を示すニューロンがあります．他方，受容野周囲の広い範囲に存在する刺激の特徴にも依存していて，主に抑制性の影響を受けるニューロンがあります（受容野周囲抑制）．

　視覚野の異なるニューロン集団は，特定の特徴に応答する機能単位（カラム）を構成しています．例えば，ある特定の方位のバーに優先的に反応するニューロン（単純型，複雑型）は，大脳皮質の厚さ方向に整然と配置されたカラム構造を構成します（方位カラム）図8 ．つまり，あるカラム内のすべてのニューロンは水平のバーに反応し，垂直や斜めのバーには反応しません．これに隣接するカラムのニューロンは斜めのバーには反応しますが，水平や垂直のバーには反応しません．また，V1の大半のニューロンは両眼のどちらか一方からの入力にのみ反応するカラムを形成しています（眼優位性カラム）．一方，次の経路，V2の領域では19野の一部で輪郭，テクスチャー，両眼からの視差，前景または背景のいずれかに応じて反応するニューロンがあります．さらに先の経路にあるV3のニューロンでは，色選択性を示すものがあり，ドットパターンよりも線刺激に強く反応します．

図8 **一次視覚野（V1）の方位に反応する皮質領域**

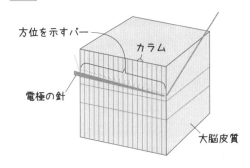

(Hubel DH, Wiesel TN: Functional architecture of macaque monkey visual cortex. Proc R Soc Lond. B Biol Sci, 198(1130): 1-59, 1977.を基に作成)

図9 側頭葉に向かう腹側視覚経路

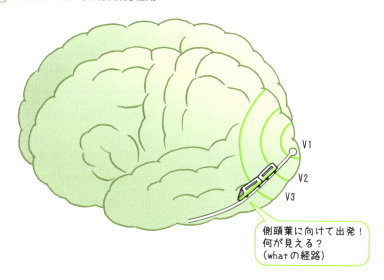

　V1から視覚情報は視覚前野（V2，V3）を経て，さらに高次の脳領域である視覚連合野に伝えられ，その経路には側頭葉へと向かう視覚経路（**腹側視覚経路**）と，頭頂葉へと向かう視覚経路（**背側視覚経路**）があり，それぞれ異なる反応特性があります．側頭葉方面の経路は「What経路」ともよばれ，物体形状の認識と識別，色，材質感など物体の視覚的認知に関与します．これに対し頭頂葉方面は「Where 経路」ともよばれ，自身と周りの空間の位置関係，物体の位置や動きを感知し，対象物に向けて視線を向けたり，その物体に対して正確に手を伸ばすなど，視覚に基づいた動作を行い，外界に働きかける際に重要な役割を果たします．

　腹側視覚経路はV1からV2，V3，V4を経て，最終的に下側頭皮質（inferotemporal area：IT野）に至ります 図9 ．V4は19野の一部で色に選択的なニューロンが多く，色覚中枢と考えられてきましたが，現在は色と形のサブ領域に分かれることが知られています．IT野では複雑な形態の分析が行われ，紡錘回の顔領域のニューロンでは顔などの複雑な視覚刺激に対して反応を示します．

図10 頭頂葉に向かう背側視覚経路

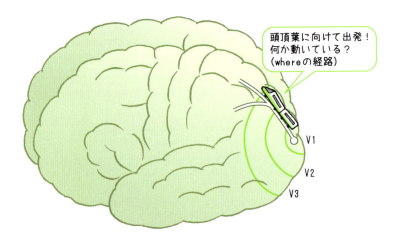

　背側視覚経路に属する視覚領野では，視覚刺激の運動方向に対する強い反応がみられます。V1から直接MT野（medial temporal area）に至る経路と，V1からV2，V3を経てMT野に至る経路があります。V3ではニューロンの多くが方向に反応したり，**両眼視差**に反応しますが，色に反応するものは少なく，背側経路に含まれるV3A, MTに到達します。MTはV5野ともよばれ，運動視を担う領域です。　中上側頭野（medial superior temporal area：MST）は方向に反応するニューロンの集まりであるV5/MT野から前方向性の投射を受け，**運動情報処理**に関わります 図10 。

　上記のように視覚処理は，階層を追って単純なものから複雑なものへ，低次から高次の脳領域へボトムアップの処理がなされますが，決して一方向だけの情報処理がなされるだけではありません。視覚入力が意識にのぼるためには，逆に高次の脳領域から低次の領域に**フィードバック処理**も行われています。例えば，V2はV1から主な入力を受け，V1へ強いフィードバックを行う経路があります。V4はV2，V3，V3Aから強い入力を受け，V1，V2，V3にフィードバックする経路があります。

9章 感覚情報の処理

3 聴覚の情報処理をめぐる神経の旅

　音波は空気の振動として耳介に集められ，外耳道を通って鼓膜に伝えられます。鼓膜が振動すると耳小骨で増幅され，さらに**蝸牛**で振動を電気信号に変えて脳に伝えます。音の振動はリンパ液の中を伝わり，**膜迷路**内にある基底膜を振動させ，進行波が生じます。進行波の振幅は高周波音の場合，蝸牛の基底部で最大になり，低周波音では頂端部で最大になります 図11 。つまり，蝸牛の入り口付近で高いキーンとした音，蝸牛の一番奥で低い音を電気信号に変えます。

図11 **蝸牛**

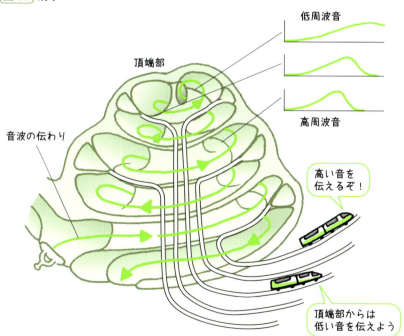

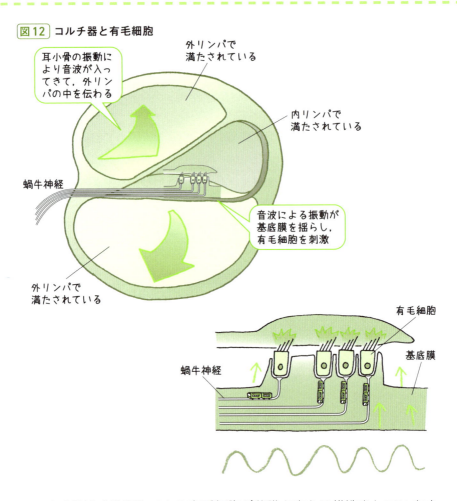

図12 コルチ器と有毛細胞

　コルチ器は感覚細胞である**有毛細胞**が蓋膜を支える構造をしています 図12 。コルチ器には一列の内有毛細胞と3列の外有毛細胞が並んでいますが，有毛細胞には50〜100本の感覚毛があり，毛全体が傾くと先端部分が引っ張られ，機械的受容器TRPA1を開口します。音の振動を毛の傾きに変えて，細胞の蓋を引き上げるわけですね。蓋膜と有毛細胞のわずかな偏位によりK^+が流入し，有毛細胞が脱分極します。内リンパ液の有毛細胞が脱分極すると電位依存性Caチャネルが開口し，Ca^{2+}が細胞内に流入してシナプス小胞に刺激を与え，シナプス前膜からグルタミン酸が放出され，シナプス後膜にEPSPが生じます 図13 。

図13 有毛細胞からの伝達

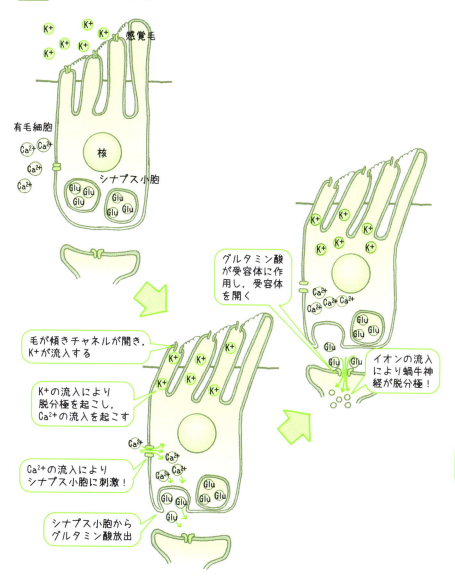

図14 一次聴覚野に至る経路

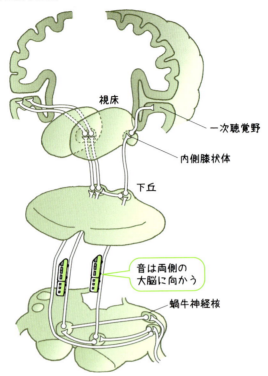

　基底膜の運動は主に**内有毛細胞**によって伝達されますが，外有毛細胞は遠心性の線維があり，内有毛細胞の感度をコントロールします。求心性神経は蝸牛神経となり，有毛細胞からの情報を活動電位に変換して脳に伝えます。その軸索は脳幹に入ると**蝸牛神経核**に接続し，神経を乗り換えながら複数の異なる経路で上行していきます。

　蝸牛神経核から一部は同側を上行し，一部は延髄で交差して上オリーブ核および外側毛帯でシナプスを乗り換え，上行して**下丘**に到達します 図14 。この経路は両側性になっていて，左右の耳からの情報は統合されます。蝸牛神経核からの2番目の経路は，上オリーブ核を迂回して脳幹の反対側にある外側毛帯核に到達します。外側毛帯核で次の神経に接続して下丘に至ります。この経路は片方の耳だけに届く音に反応するため，単耳性（モノラル）とよばれます。

求心性の聴覚情報は**内側膝状体**に至り，さらに最終的には聴覚皮質に到達します。左右の聴覚野とも両耳からの経路が到着しますが，対側からの入力が優位です。聴覚野は大きく**一次聴覚野**（A1，コア領域）と周辺野（ベルト領域，さらにベルト領域およびパラベルト領域）に分かれます。一次聴覚野は側頭葉の上側頭回にあり，内側膝状体の中央部から一対一の入力を受けます。後方から前方にかけて低音から高音に応答する領域が並んでいて，整然と配列された**トノトピーマップ（周波数地図）**があります。

　聴覚野は一次，二次，三次聴覚野の3領域に分けられます。これらの領域は同心円状に並び一次聴覚野が内側，三次聴覚野が外側にあります。それぞれの領域に周波数局在がありますが，周波数局在は一次聴覚野ほどはっきりしていません。周波数地図の軸になる前後軸と直交して両耳特性のストライプ配列があります。1つのストライプのニューロン（EE細胞）は両耳からの刺激で興奮し，もう片方のストライプのニューロンは片側の耳からの刺激で興奮し，もう片側の耳からの刺激で抑制されます（EI細胞）。

COLUMN
二次聴覚野，三次聴覚野

　高次の領域に行くに従って，高度の聴覚処理が行われると考えられ，二次聴覚野はハーモニー，メロディ，リズムのパターンの処理を担い，三次聴覚野はすべてを音楽の全体的な体験へと統合する役割を担うとされます。また，視覚のように情報処理は背側と腹側の2つの経路に分かれて伝わると考えられますが，聴覚野の他の領域で起こる感覚処理については，視覚野ほど詳しくわかっていません。高次の聴覚野では周波数に対する組み合わせの前処理に特化した領域もあれば，振幅や周波数の変調の処理に特化した領域もあります。さらに自然音，ヒトの言語などコミュニケーションに必要な声など，時間的に変化する複雑な音を処理する領域もあり，人間の言語理解に重要なウェルニッケ野も二次聴覚野の中にあります。

9章 感覚情報の処理

4 嗅覚の情報処理をたどる神経の旅

　鼻腔内の嗅上皮（鼻粘膜）にある**嗅細胞**は，双極性細胞で匂いを感知する嗅受容器をもち，嗅線毛とよばれる数本の微絨毛が粘液の厚い層に伸びています 図15 。その先端面ではレセプター・ニューロンが1本の突起を出し，その突起はコブのように広がります。嗅細胞の基底面からは，小径の無髄軸索が生じて嗅覚情報を中枢に伝えます。

図15 嗅覚情報の経路

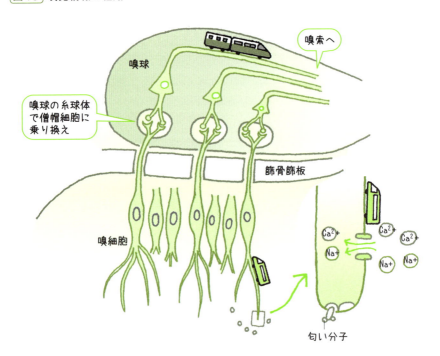

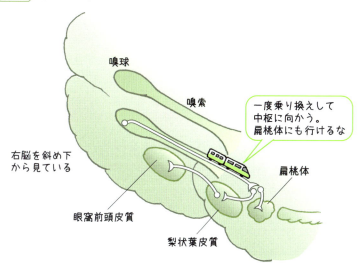

図16 嗅球から嗅覚の中枢へ

嗅覚受容体ニューロン（1次ニューロン）は鼻の粘膜の表面にあるため，直接匂い分子にアクセスできます。嗅覚を識別する匂いの受容体は390種類ありますが，その組み合わせで1万から数十万個の匂いの種類をかぎ分けることができます。嗅細胞の線毛にある受容体と結合すると，匂い分子はGタンパク質を介して細胞内のcAMPが上昇し，それによって活性化した陽イオンチャネルによってNa^+やCa^{2+}が細胞内に流れ込み，脱分極（受容体電位）が生じます 図15 。脱分極が閾値を超えると活動電位が発生し，嗅受容器からの信号が篩骨篩板を貫き嗅球に至ります 図15 。

嗅球には僧帽細胞と房飾細胞という2種類の2次ニューロンがあります。1つの糸球体には数万本の神経線維が入力し，数十本の2次ニューロンの樹状突起とシナプスを形成します（糸球体）。1つの嗅細胞は1種類の嗅覚受容体を発現しますが，各受容体は複数のリガンド（匂い分子）と結合することがあります。同じ受容体をもつ嗅細胞からの嗅神経は同じシナプスに収束するため，これによりコントラストが明確になった情報が中枢に到達します。2次ニューロンは嗅索を形成し，嗅神経を介して同側および対側の嗅覚皮質とよばれる**梨状葉皮質**，**嗅内野**や**扁桃核**に至ります 図16 。個々の匂いには

嗅細胞を興奮させる特有のパターンがあり，梨状葉皮質の細胞は嗅球全体の入力を受け，匂いの特徴や意味を統合して嗅覚情報の高次処理を行います。**眼窩前頭皮質**は嗅覚情報のパターンの違いを記憶し識別します。

COLUMN　梨状葉皮質，嗅内野における障害

　梨状葉皮質，嗅内野が障害されると嗅覚脱失が起きることがあります。側頭葉，特に**内側底面の腫瘍によりてんかん**が生じる場合があり，このような患者では発作の前兆として不快な匂いがする症状がみられたり，以前に体験した嗅覚との比較，それにまつわる経験などを感じることがあります。**パーキンソン病**では嗅覚障害が運動症状に先行して起こることがありますが，この嗅覚低下はα-シヌクレインというタンパク質の異常な蓄積が起こり，嗅神経から上行して嗅球に到達することが原因だと考えられています。嗅上皮で嗅細胞は空気中の汚染物質，アレルゲン，微生物などにさらされており，継続的なダメージが加わりやすいです。**新型コロナウイルス**における嗅覚低下も SARS-Covid ウイルスが嗅細胞にダメージを与えるために起こるとされています。

　鼻腔を覆う粘液は，上皮全体に分布する特殊化した分泌細胞（ボーマン腺とよばれる）によって産生されます。さらにアレルゲン，微生物など有害な粒子を捕捉し中和する役割をもちます。他の2つの細胞クラス，鼻腔の最も外側にある非神経上皮である呼吸上皮は，吸入した空気を温め，湿らせる役割があります。呼吸器上皮と嗅覚上皮の両方において，免疫グロブリンが粘液中に分泌され，有害な抗原に対する初期防御に関わります。

9章 感覚情報の処理

5 情報処理を効率的に
～注意と眼球運動の仕組み

　さまざまな感覚情報は，その種類に応じて感覚器から最終的に大脳皮質に至り，低次から高次にわたる感覚領野で階層的な経路があり，そこをたどりながら処理されていきます。脳の処理能力には限界があるため，すべての感覚入力を一様に詳細に処理するのではなく，感覚情報の一部が優先的に処理されて外界の認知や行動の制御に用いられます。このように感覚入力を選択することで，その情報処理を促進したり，その感覚情報に対する感度を高めるような神経の仕組みを注意（attention）といいます。注意を向ける感覚の種類によって**視覚的注意**，**聴覚的注意**などとよばれます（例えば雑多な景色の中から1つのものに注目したり，自然の中のざわめきから小川の音を聞き取るときなど）。また，ある空間（方向）に注意を向けることを空間的注意といいます 図17 。

図17 旅の途中の空間的注意

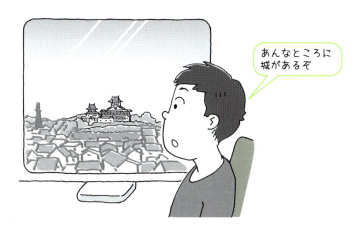

図18 右大脳半球の優位性

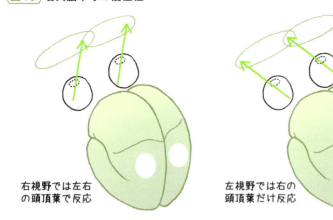

右視野では左右の頭頂葉で反応

左視野では右の頭頂葉だけ反応

　注意は生じる過程の違いから大きく2つに分けられ，**ボトムアップ型注意**と**トップダウン型注意**とよばれます。前者は感覚刺激そのものの性質によって引き起こされる受動的な注意で，対象物がもっている何らかの目立つ特徴，例えばユニークな色や動きなどの特徴にひきつけられるタイプの注意です。後者は前もってある知識や意図によって，特定の空間位置や刺激の特徴に能動的・自発的に注意を向けるものです。

　注意によって関連する感覚領域の皮質活動が調節されることは，サルなどの動物実験で示されています。例えば，視覚的な注意については，サルに興味のあるターゲット視覚刺激に注意（視線）を向け，そこに視線を固定するよう訓練すると，頭頂葉の特定の領域にあるニューロンの発火頻度が増加し，眼で注視している間その活動が持続します。刺激への注意が低下すると，視線はターゲットを離れるとともにニューロンの発火もベースラインレベルに戻ります。

　ヒトの被験者で右視野に視覚刺激を呈示し，その形状，速度，色などに選択的に注意を向ける課題を行うと，左右両方の頭頂葉皮質で血流が増加することが示されています。しかし，同じ刺激を左視野に提示した場合は，右頭頂葉だけの血流が増加します。このように注意に関連する領域には半球の優位性があることが知られています 図18 。

COLUMN
空間的注意と眼球運動

　神経機能画像の研究で，被験者に画面上で動くドットパターンを示した画面を提示し，ドットの色と運動方向という2つの視覚特性のいずれかに意図的に交互に注意を向けさせると，注意のシフトに伴って視覚的運動を処理する視覚領域であるMT野の活動が変化します。同時に注意をシフトするたびに，内側上頭頂小葉（楔前部，mSPL）の活動が一時的に増加します。また，家と顔の画像を空間的にオーバーラップして提示し，どちらかの画像に注意を向けさせるような課題を行うと，注意の対象をシフトしたときにmSPLの活動が同様に一過性に増加します。このようなmSPLの一過性の活動は，**トップダウン型の空間的注意**，つまり1つの注意状態から別の注意状態にシフトする際の信号を反映していると考えられます。

　神経機能画像および神経生理学的研究から，頭頂葉，側頭葉，前頭葉の連合野が注意に関わることがわかっています。注意ネットワークは少なくとも2つの部分から構成され，空間的注意を制御する高次の脳領域（前頭葉と頭頂葉）と各感覚処理が実行される低次の脳領域（例えば感覚皮質）です。頭頂葉ではPPCの下位領域である頭頂溝内の**外側頭頂内領域**（LIP）や**上頭頂小葉**，前頭葉では**前頭眼野**（FEF）や**補助眼野**，**前帯状回**が関連します。さらに随意的眼球運動の制御に重要な皮質下構造である，上丘，視床，脳幹網様体の覚醒系なども注意の制御に関与していることがわかってきています。

　ある対象物に空間的注意を向ける場合，そこに視線を動かすことは必須ではありませんが，多くの場合，私たちは注意の向いた場所に視線を動かします。実際，眼球運動の制御機構と注意の神経機構は共通する部分が多いです。サルでFEF，LIPを電気刺激すると眼球運動が生じますが，眼球運動を誘発するには弱すぎる強度の電気刺激でFEFのニューロンを刺激すると，その刺激が引き起こした眼球運動の位置に受容野をもつニューロンが，提示された刺激を検出できる可能性が高まります。ある場所に空間的注意を向ける課題を行っているとき，前頭眼野（FEF）と視覚皮質（V4）の活動が同期しますが，この領域間の活動の同期は前頭葉によって開始されると考えられます。つまり，前頭葉と頭頂葉が注意に関連した調節シグナルを発生し，それが視覚野など感覚情報を処理する領域にフィードバックされて感覚情報処理が調節されると考えられます。

COLUMN 半側空間失認・無視

半側空間失認（無視）は脳卒中などで右の後部頭頂葉（posterior parietal cortex：PPC）が障害されると生じます。患者は視力，体性感覚，運動機能は正常であるにもかかわらず，病変とは反対側の身体（または視覚空間）を知覚したり，注意を向けることができなくなります。また，衣服の着脱，物に手を伸ばす，字を書く，絵を描くなどの複雑な動作も困難になります。一時的に軽度に対側空間への注意が低下するだけで急速に回復することもあれば，病変と対側の身体や半側空間の存在を否定する症状が永続的に続くこともあります。上記のように右頭頂葉が身体の左右両半身と空間への注意に関わるのに対し，左半球は右半側空間への注意のみを司ります。従って左頭頂葉の障害は，右頭頂葉が正常であれば代償される傾向があります。逆に右頭頂葉の障害では，左半球によって代償されることはほとんどありません。左半側空間失認では左視野に対する注意が低下するだけではなく，物体の左側に対する注意も低下します。例えば，右視野に視覚刺激を呈示した場合，右視野のどこに刺激を呈示しても，その右側にある特徴をより容易に識別します。

10章

高次機能

10章 高次機能

1 高次機能とは何か？

　これまで神経の旅をめぐりながら，感覚野には種々の感覚刺激を知覚する中枢が存在し，視覚や聴覚などの感覚は脳の機能として階層的に処理されることを述べてきました．また，旅の出発地として運動出力を行う運動野とその脊髄への経路についても述べました．一方で，脳には直接感覚の処理や運動を出力するだけではなく，より高度な処理（高次機能）を行う領域があります．大脳新皮質のなかでも運動野と感覚野以外のその間にある脳領域を**連合野**といい，側頭葉，前頭葉，頭頂葉にあって高次脳機能に関与します 図1 ．

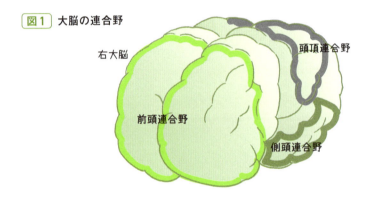

図1 **大脳の連合野**

　連合野の多くはさまざまな感覚入力を受け，刺激に注意を向け特徴を識別するとともに，適切な反応を計画するなど，思考，記憶，推論を含むすべての意識的な精神活動，会話や意図的な運動の実行などの複雑な意思行動に関わります．旅の目的地として最終経路が集まり，多彩な情報が統合・整理されます．また，ここで処理された情報は他の脳領域に出力されます．交通事故や脳卒中などの疾患によって脳が障害され，これらの機能の脳領域の一部に障害が起きた状態を高次脳機能障害とよび，社会生活にさまざまな支障をきたし，記憶障害，注意障害，遂行機能障害，社会的行動障害などの症状がみられます．

10章 高次機能

2 脳の情報処理と機能局在の発見

　高次脳の神経の旅に出かける前に，発見の歴史を振り返ってみましょう。19世紀の末まで脳はさまざまな領域での機能が統合されて，全体として機能を担うとする全体論の考え方が主流でしたが，脳は部位ごとに特化した異なる機能をもつ領域から成り立つことが明らかになってきました（脳機能局在論）。そのきっかけの1つは，ポール・ブローカ（1824～1880年）が脳が局所的に損傷されることで，言語を操る能力に障害が生じた失語症患者について記載したことです。1870年にはフリッチュとヒッツィヒが犬の前頭葉を電気刺激すると，手や足の筋肉が収縮することを見出しました。これらの発見はしゃべることや手足を動かすことに特化した脳の部位が存在することを強く示唆していました。1950年代になると，ペンフィールドらにより脳外科の手術中にさまざまな脳領域を電気刺激することにより，ヒトでも同様の局在があることが示されました。また，脳の言語処理における障害部位と失語症状の現れ方を観察するなかで，脳の各領域は単独で働くのではなく，連絡線維を通じて領域間が相互に連携して言語処理を行っていることが示されるようになりました。他の多くの高次機能も単一の皮質領域でなく，皮質領域同士，皮質と皮質下の構造の連絡により情報が伝達されることで行われます。感覚情報処理が一次感覚野からその周囲の領域で行われるのに対し，**連合野**は複数の処理された感覚情報の入力を受け，それらを統合する役割があります。さらに**前頭前野**はこれらの連合野からの情報も統合して，さらに高次の情報処理を行います。神経の旅は複雑になり，高いところにめぐっていきます。

10章

10章 高次機能

3 意図的な運動のための皮質間の旅

　運動の出力は中心溝の前壁から中心前回に存在する一次運動野（M1，ブロードマン4野）が発車地となって，運動指令が脊髄に伝えられることは4章（p.74）で述べました。この発車の前の段階として，運動の計画，調整があり，それを実行する脳領域が運動関連領野です。一次運動野の周囲には運動前野・（前）補足運動野・帯状回運動野などが存在します 図1 。

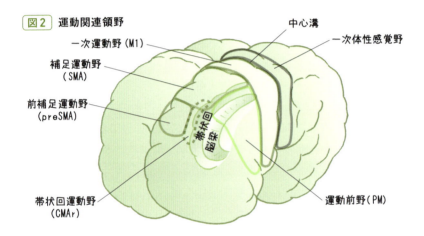

図2　運動関連領野

　運動関連領域には，M1の前方で外側面に**運動前野**（premotor cortex：PM，ブロードマン6野，背側PMd，腹側PMvに分かれる），大脳半球の内側面には**補足運動野**（supplementary motor area：SMA）があります 図2 。PM，SMAはM1と密接な線維連絡をもっています。また，大脳半球内側面でSMAのさらに前方には**前補足運動野**（presupplementary motor area：preSMA），preSMAの前方の帯状溝には**帯状回運動野**（cingulate motor area：CMAr）があります。サルの実験でこれらの運動領野の多くで電気刺激を用いて各領域を刺激すると，それぞれの運動領域内に口腔・顔面，上肢，下肢などの体性局在が存在し，それぞれの動きを誘発できることが知られて

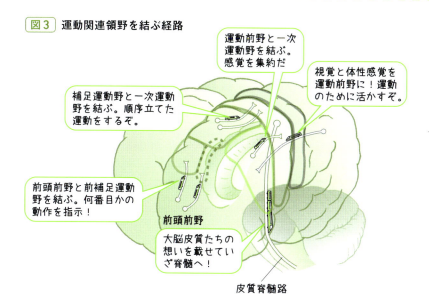

図3 運動関連領野を結ぶ経路

います。

　M1は脊髄に直接，神経の経路を出して投射するのに対し，SMA，PMは脊髄に至るものの，M1に比べて直接到達する程度は少ないです。さらにpreSMA，CMArになると脊髄にほとんど直接の経路がありません。M1は脊髄への投射が強いSMA，PMとは密接な線維連絡をするのに対し，preSMA，CMArなど直接脊髄へ投射しない領域との線維連絡は少ないです。逆に，preSMA，CMArは前頭前野との結びつきが強くなっています 図3 。M1→SMA，PM→preSMA，CMAr→前頭前野の順で，運動実行に直接関わる領域から，より高次の処理を行う運動野になっていくと考えることができきます。

順 序立った運動のために

　より複雑な運動になるほど，より高次の運動領野の関与が強くなります。SMA，preSMAは単純な運動でなく，より複雑で系列的な運動の調整や協調に関与し，運動の滑らかさや正確性を制御すると考えられています。例えば，サルにいくつかの異なる動作（ジョイスティックを押す，引く，回すと

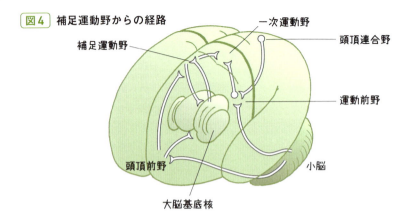

図4 補足運動野からの経路

いう動作)を系列的に行う課題を行わせたときに，SMA，preSMAのニューロン活動を記録した研究があります。これらの3つの動作を異なる順序で一定の時間区切って行わせる訓練を行ったときに，**SMA**には特定の順序で運動が行われるときに活動するニューロンがあることがわかりました。順序立った運動の際には，SMAへの経路をたどるわけです 図4 。これに対し**preSMA**では運動の種類にかかわらず，何番目かの動作のときのみに活動を示すニューロンがみられました。

感 覚野との往来

　日常の動作は感覚のフィードバックを使いながら行われることも多いです。例えば，旅先で陶芸体験をするとき，形作った粘土作品をつぶさないようにつまみ上げるときには，指先で落とさないように，しかもつぶさないように指先や手の力を調整しなくてはいけません。このような場合，感覚野から運動野への経路が運動出力の調節に重要な役割を果たします。このとき，**一次感覚野**（特に2野），**上頭頂小葉**（5野）などの感覚運動領域は，M1と密接な経路によってつながり，主に体性感覚野や触圧覚，運動感覚や空間内における手足の位置の空間情報をM1に送り，運動実行時にフィードバックを行っています 図3 。p.178で述べた大脳基底核や小脳などの領域も，運動領域と経路で結ばれ，運動学習や運動パターンの形成に関与します（p.189参照）。

COLUMN　運動準備電位

示指を素早く自発的に動かすような運動を繰り返させ，その直前直後の脳波を何回も記録して加算平均すると，運動準備電位という電位が記録できます 図5 。運動開始の1～1.5秒前にまず両側のSMAに陰性の電位が現れ，その後両側のM1に，そして運動が起きる直前の数10msでは対側のM1に陰性の電位が出現することが示されています。この電位は，一見単純な1本の指の動きであっても，運動の開始にあたってまずはSMA，次に両側のM1，そして最終的に対側のM1という順に系列的に運動領野が活動していることを示しています。最終的に，対側のM1から皮質脊髄路を介して運動指令が出力されます。

PMは運動の実行にも関わりますが，後方の脳領域から視覚，体性感覚の情報を受け取って，特に視覚情報を利用した運動の企画，準備などの役割を果たすとされます。サルに，遅延期間後に行うべき動作の内容を指示するGO信号が出たら運動を実行する課題を行わせると，運動を指示されてからGO信号が提示される間，活動が持続的に上昇します（準備関連活動）。この持続的な活動はGO信号に使われた指示刺激そのもの（色や形など）は反映しませんが，指示された動作内容を反映していて，運動の準備状態をつくり出していると考えられます。また，視覚応答を示す特徴的なニューロンとして，PM腹側（ブロードマン6野，ヒトでは44野）のミラーニューロンがあります。サルの実験で自ら行動するときと，自分以外の他の個体が行動するのを見ている状態の両方で活動する神経細胞が記録されました。他の個体の行動を見て，まるで自身が同じ行動をとっているかのように"鏡"のような反応を示すことからミラーニューロンといわれます。ミラーニューロンはサルで発見されましたが，ヒトでも他者が感じることへの共感能力や自己意識形成，コミュニケーションなどに重要な役割を果たすとされます。

図5　運動準備電位

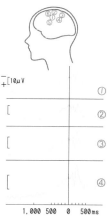

①両側のSMA

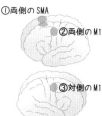

②両側のM1

③対側のM1

(Barrett G, et al: Cortical potentials preceding voluntary movement: evidence for three periods of preparation in man. Electroencephalogr Clin Neurophysiol, 63(4): 327-339, 1986. を基に作成)

10章 高次機能

4 空間を把握するための神経の旅

　脳はさまざまな感覚入力の複雑な相互作用を通じて，空間情報を処理しています。頭頂連合野は，周囲の情報を集めて空間や時間を把握し，視覚や聴覚などの感覚的な情報と合わせて空間情報処理を行います 図6 。

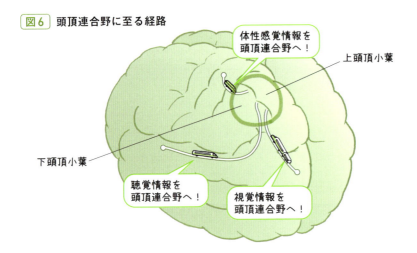

図6 頭頂連合野に至る経路

　物体を識別しその位置を認識するには，まず視覚が重要な役割を果たします。視覚的経路には背側経路，腹側経路という独立した2つの経路があることは視覚情報処理の項目でも述べましたが，空間情報はこのうち主に頭頂葉に向かう**背側視覚経路**で処理されます（p.212参照）。背側経路は入力された視覚情報から奥行き，位置，大きさ，傾き，構造，動きなどの要素を処理します。さらに**頭頂連合野**には視覚情報だけではなく，聴覚，前庭覚，体性感覚など他のほぼすべての感覚も入ってきます 図6 。多くの経路が乗り入れしてはじめて，空間が認知できるのですね。これらが統合されて3次元的な外界空間的情報を脳内で再構成し表象します。このような空間的情報は眼球，四肢，体幹などの身体の制御を通じて，外界に働きかける際に使われます。

図7　視覚空間に関わる頭頂連合野

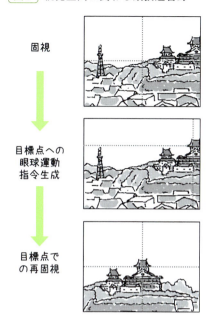
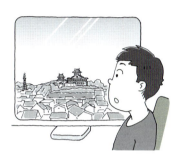

　視覚野には網膜上の特定の位置に受容野をもち，この部位からの視覚情報が入ると活動するニューロンがあることがサルの実験で示されています。このようなニューロンは視線を動かすと，この受容野に入ってくる視覚情報も変化し，活動が起こります　図7　。これに対し，頭頂連合野LIPのニューロンには視線の向きを変えても受容野の位置は変わりませんが，視線を変えたときの活動は視線の動きに応じて変化するものがあります。例えば，中心に向けた視線を別の場所に向けると，眼球運動指令が視覚中枢に送られることにより，視覚空間の座標が眼球運動の変化分だけ動かされます。このようにして，視線を動かしても視野全体が動いた感覚が起こらないようにしています。視線を変化させたという情報が**眼球運動の情報のコピー（遠心性コピー・随伴発射）**として視覚領域に送られ，網膜からの視覚情報と統合されて受容野の反応が変わると考えられます。空間的な位置情報がさまざまな感覚情報を使って，網膜の位置に基づく座標系から視線中心の視覚座標に，さらに頭部中心の座標系，外部の物体，外部の環境中心の座標系へ変換されます。

図8 到達運動に関わる頭頂間溝

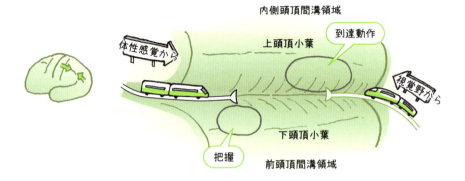

　頭頂連合野の後部のLIPから投射を受ける頭頂間溝のAIP，VIPという領域には**眼球**および**手の到達運動**に関与する領域もあり，これから手に取ろうとする物体に選択的に応答するニューロンがあります　図8 。物体をつかもうとするときに必要な感覚運動変換の役割を担っていると考えられます。これらの情報は運動前野などに送られ，物をとろうとする**リーチング（到達）運動**，ものを**つかむ運動（把握運動）**などの制御に使われます。

　海馬は，空間における自己の位置や移動スピード，道順などの情報処理を行います。海馬には「**場所細胞**」とよばれる神経細胞があり，動物が特定の場所にいるときに選択的に活動することで，空間情報を符号化したり，脳内で地図を構成する役割を果たしています。

> **COLUMN**
>
> ### 視覚性運動失調
>
> 　周辺視野にある物体に到達運動ができない症状を視覚性運動失調とよびます。視覚前野から頭頂連合野に至る眼球位置や頭の位置，腕の位置などの網膜外の情報による座標変換の障害と考えることができます。

10章 高次機能

5 言語に関わる脳領域の旅
～言語障害からわかる経路

　言語は単一の領域の機能ではなく，複数の脳領域が相互に連携して言語の生成，理解，読解，および制御に関わります。言語領野は右利きの人では95％以上，左利きの人でも50％以上は左大脳半球にあります 図9 。

図9 **左大脳半球**

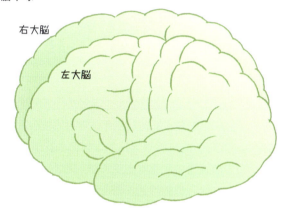

右大脳
左大脳

　言語に関わる神経の旅は，言語障害をもとにたどっていきましょう。言語領野の障害によって，話す，聞く，読む，書くなどいったん獲得された言語能力が障害される状態を**失語**といいます。言いたい言葉が出てこない（**自発言語の障害**），言われた言葉を繰り返して言うことができない（**復唱の障害**），相手の言葉が理解できない（**言語理解の障害**），何が書いてあるのか理解できない（**失読**），字を書くことが難しくなる（**書字障害**）などの症状が起こります。また，時計を「たけい」というように，1つの文字の読みが異なったり（**字性錯語**），単語全体の読みが異なったり（**語性錯語**）します。意図した言葉を適切に用いることができない（**喚語の障害**），単語を組み合わせて正しい文章をつくることができない（**統語障害**）などの症状も現れます。

図10 ブローカ失語とウェルニッケ失語

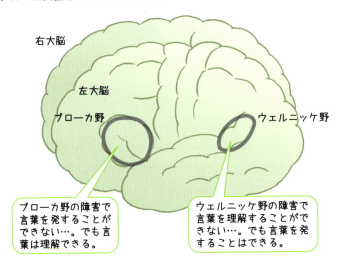

　ポール・ブローカ（1824～1880年）は左半球の下前頭回が障害され，言葉の理解はできるが，言葉を発することができない男性の症例を記載しました（**ブローカ失語**）。言語の流暢性や文法的な構造も影響を受けることを示しました。病変部の下前頭回の弁蓋部と三角部（ブローカ野，44野）は言語の生成に関わると考えられ，運動性言語野ともよばれます 図10 。他方，カール・ウェルニッケ（1848～1905年）は，優位半球の側頭葉病変で多弁で言葉を流暢に話せるが，錯語が多く，他の人が言っている言葉の理解ができず，まったく了解できないような内容を話す（ジャーゴンという）失語の症例を報告しました（**感覚性失語**）。病変部の上側頭回後部（ウェルニッケ野，22野）は聴覚言語の理解を主に司ると考えられ，感覚性言語野ともよばれます。

　伝導失語は，話し方は流暢で聞いたことに対する理解は保たれるが，復唱ができないタイプの失語です。音韻性錯語が目立ち，間違いに気づいて何度も言い直しをしようとします。ゲシュヴィントはこの失語をブローカ野とウェルニッケ野を結びつける伝導路である**弓状束の障害**によるとしました。つまり復唱をするとき，言語の理解に関与する感覚性言語野から出発して，

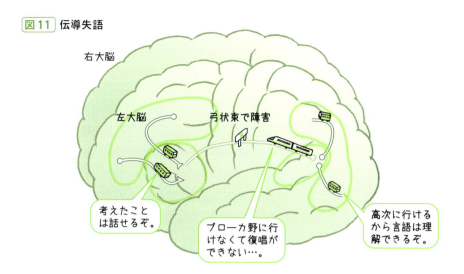

図11 伝導失語

言語の生成に関わる運動性言語野に到達する経路の途中で，神経の旅が途切れてしまっています 図11 。

脳に損傷をもつ失語症患者の言語機能の障害パターン（失語症状）を蓄積し，どの脳部位がどの言語機能に関与するか，症状のパターンを説明できるよう

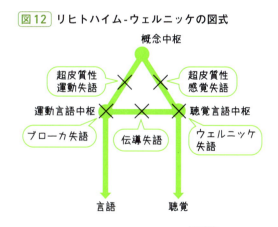

図12 リヒトハイム-ウェルニッケの図式

につくられたモデルがリヒトハイム-ウェルニッケの図式です 図12 。このモデルでは運動言語中枢としてブローカ野，聴覚言語中枢としてウェルニッケ野，そのうえに概念中枢を想定し，その間を結ぶ伝導路と出力路の障害パターンによって，どのような失語症の症状が生じるかを説明しています。

図13 超皮質性感覚性失語

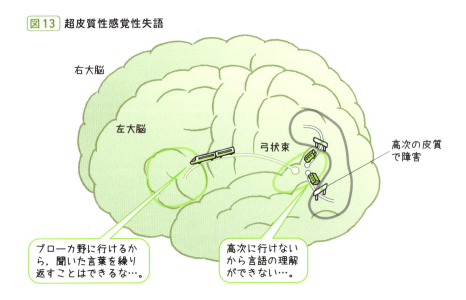

　例えば，言語了解は聴覚言語中枢から概念中枢への伝導，言語表出は概念中枢から運動言語中枢への伝導によってなされると考えられます。言語復唱は聴覚言語中枢から運動言語中枢への伝導によりなされます。
この図式によれば，ブローカ失語では運動言語中枢の障害により自発言語，復唱がおかされます。ウェルニッケ失語では聴覚言語中枢の障害により言語理解，復唱が障害されます。

　超皮質性感覚性失語 図13 ではウェルニッケ野から概念中枢への伝導が障害されるため，言語の理解はできませんが，聴覚言語中枢から運動言語中枢への経路はあるので復唱は可能です。原因病巣はウェルニッケ野より下方の側頭葉と考えられます。伝導失語は前述のようにブローカ野，ウェルニッケ野を結ぶ弓状束の障害によると考えられます。

　超皮質性運動性失語 図14 は，概念中枢から運動言語中枢の伝導がおかされ，自発言語が障害されますが，聴覚言語中枢と運動言語中枢の伝導はありますので復唱は可能です。病変部位はブローカ野よりも上方あるいは前方の前頭葉と報告されています。**全失語**では言語野が広範に障害され自発発語は非流暢となり，呼称・理解・復唱・文字言語のすべての機能にわたって重篤な障害をきたす状態です。中大脳動脈全域の障害で起こります。

図14 超皮質性運動性失語

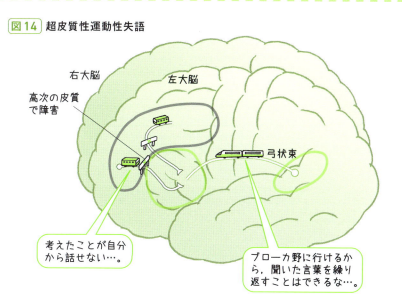

　その他にもいくつかの領域が，失語症との関連で言語処理に関わる脳領域として知られています。**健忘失語**は喚語の障害がメインになる失語ですが，自発語は流暢であるのに錯語が多く，物品の呼称が困難になるため，遠回りな言い回しが多くなります。病変部位は左角回，左中側頭回後端部などです。頭頂葉下部後方，下頭頂小葉に属する左半球の角回（39野）は後方の視覚前野から情報を受けとり，前方からは感覚情報，側方からは聴覚野からの入力を受け取ります。視覚情報と言語情報を統合することで文字の読み書きに重要な役割を果たします。障害されると，文字が読めない，文字を書けないなどの症状が現れます（**失書失読**）。

　純粋失読は音声言語の障害をほとんど伴わず，書字も保たれますが，自分で書いた文字が読めなくなります。純粋失読の病巣は左角回の後方で，優位半球内側面と脳梁膨大部の障害があり，左角回に視覚系からの経路が途切れているために起こります。

　書字中枢は優位半球の中前頭回後部にあり，損傷により**純粋失書**が生じます。左運動前野の中程に位置し，文字視覚表象と音韻情報との間の変換作業に関与していると考えられます。

10章 高次機能

6 記憶をめぐる神経の旅

　遠い過去，近くの過去の記憶の旅に出る前に，記憶とは何かまず整理していきましょう。記憶とは，脳が入力された情報を受け取り（記銘），それを保ち（保持），必要に応じて呼び出す（想起）働きです。記憶は大きく短期記憶と長期記憶に分けられます。また，長期記憶は陳述記憶と手続き記憶に分類できます 図15 。

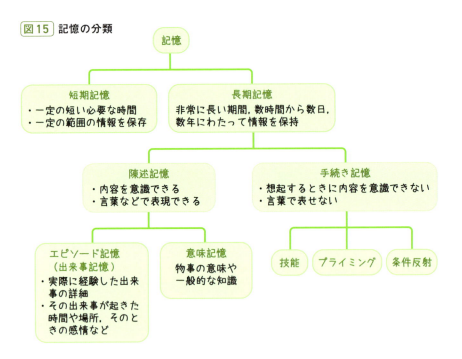

図15 記憶の分類

　陳述記憶は再生されたときに本人が内容を意識でき，言葉などで表現できる記憶です。これに対し**手続き記憶**は，想起するときに内容を意識できず，言葉でも表せない記憶で，自転車の乗り方や運転，ピアノ演奏，条件反射などを含み，中心的な役割を果たすのは大脳基底核と小脳です（p.178参照）。

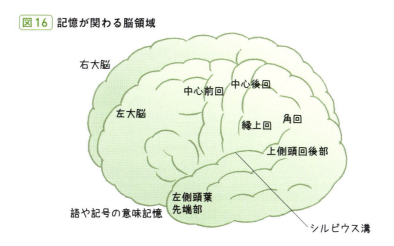

図16 記憶が関わる脳領域

　短期記憶は，一定の短い必要な時間だけ，一定の範囲の情報を保存する記憶です．保持できる限界は数字であれば7〜8個，単語であれば5〜6個で，他のことに気をとられると消えてしまいます．日常では相手の話を一時的に覚え理解して，それに対して答えたりしますが，このとき必要な言語的短期記憶には，シルビウス溝周囲の脳領域，上側頭回後部，縁上回，中心前回，中心後回などが関与します 図16 ．

　長期記憶は，非常に長い期間，数時間から数日，あるいは数年にわたって情報を保持しておく能力であり，**意味記憶**と**エピソード記憶**（出来事記憶）の2つがあります．意味記憶は特定の場所や時間に関係なく，物事の意味や一般的な知識についての記憶です．語や記号の意味記憶では左の側頭葉先端部，人物や風景の意味記憶では右の側頭葉先端部が重要な働きをしているとされます 図16 ．

> **COLUMN**
>
> ### アルツハイマー病の治療
>
> 　アルツハイマー病などの認知症では，アセチルコリン系の機能が低下し，海馬や扁桃体でアセチルコリンの合成に関わる酵素であるコリンアセチルトランスフェラーゼ（ChAT）のレベルが低下します．アルツハイマー病の治療には，ChAT阻害薬が使用されます．

図17 パペッツの回路

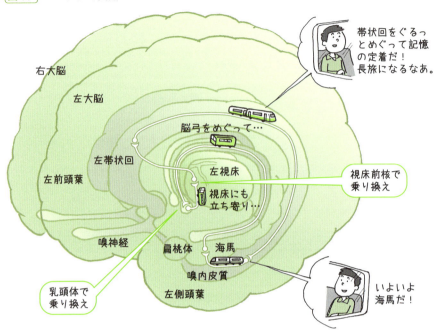

エピソード記憶の2つの経路

　エピソード記憶では個人が実際に経験した出来事の詳細だけでなく，その出来事が起きた時間や場所，そのときの感情なども記憶されます。短期記憶が長期記憶に移行するには記憶の固定が重要で，脳は膨大な量の情報を保持するため，記憶同士をネットワーク化・構造化して整理しなければなりません。短期記憶からの情報が長期記憶に転換されるときに，ある種の情報処理（符号化）が行われることが必要です。**エピソード記憶**では，このような符号化や記憶形成には海馬，前部帯状回などの内側側頭葉や前頭前野などを含む2つの経路が関与します。この記憶に関わる神経の旅には2つの経路があります。

　1つの経路は海馬とその周囲から，脳弓を介して乳頭体に至り，ここから乳頭体視床路，視床前核，帯状回を経由して，再び海馬へ戻ります（**パペッツの回路**） 図17 。海馬には種々の大脳領域，特に内側側頭葉の嗅内皮質，

図18 ヤコブレフの回路

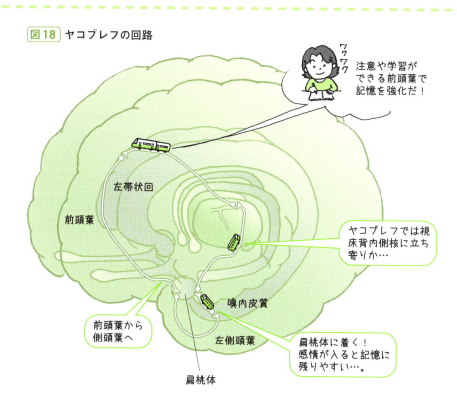

周嗅皮質からさまざまな入力を受け，脳弓，乳頭体を経て，さまざまな脳領域に向けて出発します．そのため海馬は記憶の修正と適応に重要な役割を果たし，エピソード記憶の形成に重要な役割を果たします．

もう1つは側頭葉の嗅内皮質，周嗅皮質，下側頭回，扁桃体から視床背内側核や中隔などを介し，眼窩前頭回など前脳基底部を経て，前部帯状回や大脳辺縁系に至る経路です（嗅皮質-視床背内側核-前頭葉経路，**ヤコブレフの回路**）図18 ．大脳辺縁系，前部帯状回，扁桃体などの神経構造は情動にも関わりますが，**情動**は注意，学習，記憶のプロセスに影響を与えることで記憶の形成にも関わります（p.260参照）．これらの経路の構造が障害され，符号化の障害が生じると，情報を再生できなくなり健忘症が生じます．

10章 高次機能

7 経路が集まる前頭前野
～情報をまとめ判断をくだす司令塔

　前頭前野は前頭葉の中でも最も前方に位置し，感覚野，運動野，側頭連合野，頭頂連合野などから経路が到達します 図19 。外界からの情報のみならず，自分自身の内部の情報も含むさまざまな情報を統合して，状況に合わせた意味のある適切な行動をとったり，外界との関係において自己を認識する役割があり，いわば脳の"指令塔"の役割を果たします。ヒトでは前頭前野は全大脳皮質の30％程度を占めます。

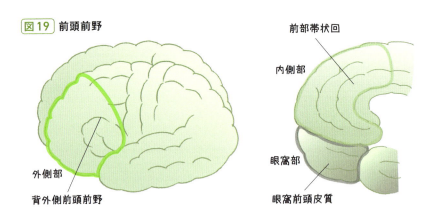

図19 前頭前野

　前頭前野には大きく前頭葉外側面の背外側前頭前野，前頭葉内側面の前部帯状回などの脳領域，前頭葉底面の眼窩前頭皮質があり，それぞれの独自の役割があります 図19 。

　背外側前頭前野は，実行機能やその他の認知機能に深く関わります。**実行機能**とは，目標を達成するために思考，感情，行動を調整するのに必要な認知能力であり，場合によって行動の抑制も含まれます。前頭前野は意識的に情報を保持し，操作することによって目標を設定したり，計画を立てたり，優先順位を決定する役割があります。あるものに意図的に注意を向けたり，柔軟に注意を切り替えたりもします。

図20 背外側前頭前野とワーキングメモリー

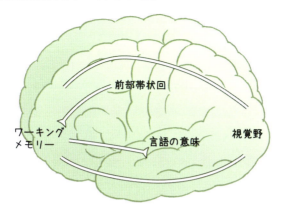

　作業や動作に必要な情報を一時的に記憶し，それに基づいて何か作業を行う一時的な記憶を**作業記憶（ワーキングメモリー）**といい，背外側前頭前野がその機能を担っています 図20 。サルの実験において特に主溝とその周辺（背外側前頭前野に相当）にあるニューロンの一部は，遅延反応課題の際に活動します。遅延反応課題とは，例えばサルに実験者が2つの孔のうちの1つに餌を入れるのを見せ，その後2つの孔には蓋がされます。数秒から数分（遅延時間）の後，サルは2つの孔のうち1つの蓋だけを開け，報酬を受け取るチャンスが与えられます。餌を得るためには，サルは遅延時間の間，餌がどちらの孔に置かれているかを記憶しておかなければなりません。サル前頭前野のニューロンは遅延の期間中活動して，その情報を保持し作業記憶や運動のプランニングに関わると考えられます。この領域が両側とも破壊されると，この課題を遂行する能力は低下・消失します。

　眼窩前頭皮質は前頭葉の底面にあり，視覚，味覚，嗅覚などの感覚情報が入力され，扁桃体などの大脳辺縁系や，腹側被蓋野などの報酬系といった**情動**に関与するさまざまな領域とも強い機能的な連絡があります 図19 。**報酬と罰**に対する感受性をもつニューロンが存在し，感覚入力に基づいて報酬としての価値，感情的な価値を評価します。感覚情報や記憶情報を統合して，情報の報酬としての価値，感情価を判断します。これを通じて意思決定，学習，行動調節に関わる認知過程において，より報酬が得られる行動へとバイ

図21 ストループ課題

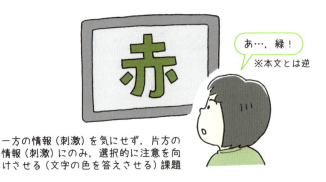

あ…，緑！
※本文とは逆

一方の情報（刺激）を気にせず，片方の情報（刺激）にのみ，選択的に注意を向けさせる（文字の色を答えさせる）課題

アスをかけるのです。ヒトでこの領域が障害されると行動抑制が低下し，衝動的になることが知られています。

　前頭前野内側にある**前部帯状回**（32野）は，**報酬に基づく価値判断**とその判断に基づく意思決定，行動の選択と企画に関わります 図19 。やはり大脳辺縁系と密接な連絡のある領域で，報酬の情報を行動と結びつけます。例えば，「ストループ課題」では 図21 ，赤い色で書かれた「緑」の文字を見せられその色を答えるように指示されると，とっさに文字のほうを読んで「緑」と答えてしまう傾向があります。その傾向を抑えて赤と答えるには，矛盾した2つの情報（色と文字の視覚情報）が与えられたとき，情報の間の葛藤を解消して指示された色のほうを答えなければなりません。前部帯状回など内側前頭前野は，このように矛盾する情報を解消して行動を決定するうえで重要な役割を果たすとされます。

　相手の立場になり相手の気持ちを察し共感する，あるいは相手の考えていること，思惑や意図を察知してその行動を予測し，それに応じた行動をとる能力のことを**心の理論**（theory of mind）といいます。この心の理論はヒトでとりわけ発達した能力ですが，前頭葉内側部の前部帯状回が関与します。

　背外側前頭前野は主に前補足運動野や運動野に向けて経路があり，さらにこれが運動領域内で処理され運動指令として信号が発射されます。これに対し，前部帯状回，眼窩前頭皮質は，帯状回運動野に出力するとともに，自律神経の中枢である視床下部にも出力を送り，心拍数，呼吸数，発汗などの自律神経機能を調節します。

10章 高次機能

8 左右の脳を行き来する神経の旅

　両側の大脳半球は，**脳梁**という脳の2つの大脳半球をつなぐ太い神経線維の束で結合されています。脳の正中で側脳室の背側壁に位置し，線維が白質の中で放射状に伸び，右脳から左脳へ，左脳から右脳へと大脳皮質の間で情報をやり取りします（両大脳半球は他にも前交連，後交連などの線維でも結合されている）。ヒトの場合，脳梁は約2億〜3億5000万の神経線維を含み，長さは約10cmです 。

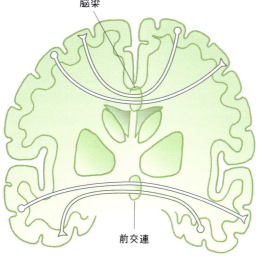

図22 脳梁の経路

　脳梁の役割については，大脳半球の一部または全部が切断された脳梁を切断した（スプリットブレイン，分離脳）患者でさまざまな研究が行われています。患者，健常人とも右視野の情報は左半球に，左視野の情報は右半球に到達しますが，健常人では両半球への視覚情報は脳梁により統合されます。分離脳患者では，片側の視野の視覚情報は片方の半球だけに入力され，統合

図23 脳梁を経由する言語野

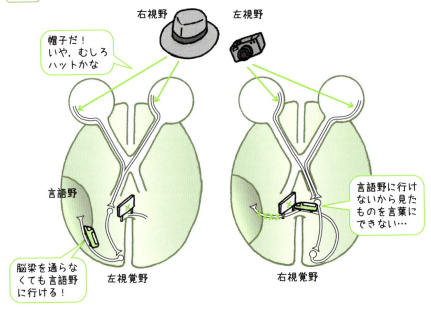

されません。分離脳の患者では特異な現象がみられ，ある物体（例えば帽子）を分離脳患者の右視野に呈示するとその視覚情報は左半球視覚野に入り，そのまま左半球の言語野への経路があるため，患者は「帽子」と答えることができます **図23**。しかし，物体（例えばカメラ）を左視野に提示すると，その情報は右半球に入り，患者は物体は「見えない」と答えます。ほとんどの人の言語中枢が左半球にあるため，脳梁が切断され両半球が分離すると，左視野からの情報（右視覚野に入る）が左半球の言語野に伝わらなくなるために，このようなことが生じます。しかしさらに，呈示した物体を左手で指し示すように患者に指示すると，患者は右半球に提示された物体（カメラ）を確実に識別でき，指さすことができます。つまり，患者は「見えない」と言ったものを，左手で自信をもって指し示すのです。ここで患者に「なぜその物体を指さしているのか」と質問すると，「写真が好きだからカメラを指しているのだ」と答えたりします。左半球の言語中枢には，右半球に入った視覚入力の情報は到達しませんが，左半球が自分の行動を説明する合理的なストーリーをつくり出しているのだと考えられています。

COLUMN

高次機能が障害されると，どのような症状が起きるか？

・失行・失認

　失行とは運動麻痺，運動失調，不随意運動がなく，行うべき動作もわかっているのに，習得した動作を意図的に行うことができなくなる状態です。失行は頭頂葉（特に下頭頂小葉）やその経路の障害により起こります。サルでは頭頂間溝の上下には上頭頂小葉，下頭頂小葉の2つの領域があり，2つが同じくらいの領域を占めるのに対し，ヒトでは下頭頂小葉が発達しています。この脳部位には，習得済みの運動パターンに関する記憶が保持されていると考えられています。この領域は言語に関わる領域である優位半球のシルビウス溝付近とも関連が深いです。そのため，この領域が障害されると，かつて習得した運動課題を指示に従って意図的に行うことができなくなります。上頭頂小葉の障害では病変対側の症状が出やすいのに対し（物に手を伸ばそうとするとそこからずれたり，つかもうとする物体の大きさに指の開きが合わないなど），下頭頂小葉の障害では両側に症状が出ます。

　肢節運動失行は自発運動，模倣動作，道具の使用のいずれの動作においても動作の拙劣さを認める症状であり，中心前回，中心後回，上・中前頭回の脚部を含む左前頭葉の損傷により起こります。一方，**観念運動失行**では，じゃんけんのチョキの形を手でつくるような習慣的な動作，簡単な身振りを自発動作ではできますが，口頭指示や模倣により行うことができなくなります。**観念失行**はすでに習得済みの系列的な動作の目的を認識できないため，指示された随意運動を正しい順序で計画または実行することができない症状です（「紙を折って封筒に入れる」など）。観念失行は下頭頂小葉前部の縁上回（ブロードマン40野）を中心とした病変，観念運動失行の病変は，優位半球の下頭頂葉野病変によります。

　失認は感覚障害がないにもかかわらず，その内容や意味が理解できない状態です。いずれの感覚にも起こえますが，関係する感覚の種類により視覚性失認，聴覚失認，味覚失認，嗅覚失認などがあります。視覚失認は視覚連合野，特に物体認識を司る腹側経路の障害によります。腹側側頭部の皮質領域を相互連絡する下前頭-後頭束や下縦束などの白質線維の障害によることも

10章

あります。相貌失認は顔を見ても(顔の輪郭，パーツは理解できるが)誰かわからない，表情がわからないもので，両側後頭葉(特に紡錘状回)の病変によります。聴覚失認は環境音を聞いても何の音かわからないもので，上側頭回後部，聴覚野(一次聴覚皮質を取り囲む二次聴覚皮質)の障害によります。純粋語聾は聴覚失認が言語に限って起きるもので，話されている言葉を聞いても何と言っているか理解できない状態です。両側大脳半球の上側頭回皮質・皮質下に病変があって聴覚情報が聴覚言語野(ウェルニッケ野)に到達しないために生じます。

・前頭前野の障害による性格の障害

ヒトは前頭前野の損傷によって状況に適した適切な行動をとることが困難になります。生じる機能障害は特に両側障害の場合，多様で深刻になりえます。個人の「性格」の変化として現れることもあります。前頭前野障害の最初の症例は，19世紀半ばのアメリカ，バーモント州で鉄道の作業員として現場監督をしていたフィニアス・ゲージに関するものです。ある日ゲージは発破の作業を行っていましたが，火薬が引火して爆発を起こし，作業に使う長さ約1m，直径4，5cmの重い金属棒(ロッド)が彼の左眼窩(眼窩)を貫通し，脳前部の大部分が破壊されました 図23 。幸いゲージは意識を失わず，すぐに地元の医師のもとに運ばれ手当てを受けましたが，回復すると彼は別人のような性格に変わっていました。事故以前は学校教育こそ受けていませんでしたが，バランスのとれた人柄で，勤勉で判断力もあり，計画的に仕事を遂行できる人物として同僚に慕われ尊敬されていました。しかし，事故後は気まぐれで，計画性のない衝動的でだらしない人間になってしまいました。また横柄，下品で粗野な言葉を使うようになり，仲間に対する敬意はほとんど示さなくなりました。

1930～40年代にかけて，精神疾患の治療として行われた前頭葉切除術(frontal lobotomy，前頭前野を切除する手術)でも，同様の症状を呈する症例がみられたため，この術式は行われなくなりました。

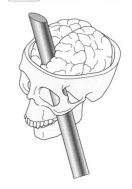

図23 前頭前野の損傷

11章

意識や情動に
関わる神経系

11章 意識や情動に関わる神経系

1 意識をめぐる神経の旅へ

　神経の旅に出かける前に，意識とは何かみておきましょう。意識とは，個体が外界や自己，または内面の状態に対して主観的に体験する能力や状態を指します。

　日常のさまざまな感覚や情報が刺激として入ってくると，「何かを経験している」という感覚や，「私はここにいる」という主観的な自覚が生み出されます。一方で，外界の表象を脳の中につくり出し，自己をその中に位置づけるプロセスも行います。意識にのぼる感覚とのぼらない感覚についてp.100で述べましたが，視覚的情報や記憶，感情など，脳内の情報処理はすべてが常に意識されるわけではありません。意識は，さまざまな脳領域での情報処理とは別のレベルで統合されたものであると考えることができます。すべての情報処理を意識する能力には限界があり，そのために注意のメカニズムによって特定の情報が選ばれ，その情報が意識の内容として体験されます。

　意識のレベルは単一ではなく，さまざまなレベルがあります。意識がある状態は外界に対して反応できる状態です。逆に外傷，代謝異常，神経学的な問題，または薬物の影響で意識が失われる（障害される）と，外界の刺激に対して反応ができなくなります。

> **COLUMN　意識を失うとは**
>
> **昏睡状態**では，意識が完全に失われ，外界の刺激に対してまったく反応がありません。眠っているように見えますが，通常の睡眠とは異なり外的刺激に対する反応がなくなります。意識が部分的に失われる状態として，一時的な意識喪失やショック状態などがあり，周囲の出来事に反応したり，自身の状態を正確に理解できず，適切に行動できないことがあります。意識が混乱して，時間や場所の認識が曖昧になる状態もあります。

11章 意識や情動に関わる神経系

2 脳の睡眠・覚醒を保つ系

　意識やその内容が生成される具体的なメカニズムには，依然として解明されていない点が多いです．脳は大脳に約160億個，小脳に690億個，脳全体で約860億個と多数の神経細胞から構成されていますが，多数の神経細胞で活動があるというだけで意識が形成されるわけではありません．意識が形成されるためには，脳幹，視床，大脳皮質にわたる広い脳領域のネットワークによる，情報処理の統合が必要であると考えられています 図1 ．

図1 **脳幹網様体**

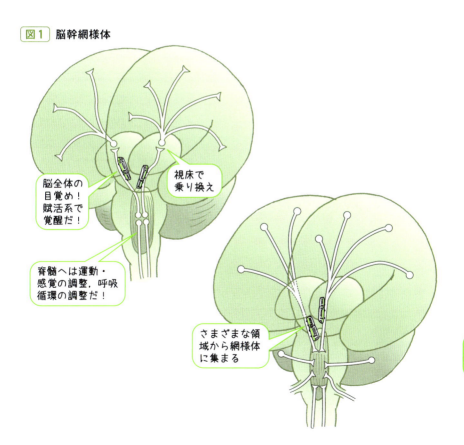

253

後頭葉，頭頂葉，側頭葉などから視覚情報，聴覚情報，言語処理，記憶，意思決定などのさまざまな感覚情報が前頭前野を中心とした広範なネットワークに流れ込み，これらの脳領域が相互作用することで情報の統合が行われ，意識が形成されると考えられています。これまでの章で脳の各領域で行われる情報処理について述べてきましたが，それらの個々の情報処理に意識が必ずしも必要かどうかははっきりしていません。意識に着目すると，神経の旅の経路は漠然としていて，まるで霧の中をゆくかのようです。

　次に神経の経路を見ていきましょう。意識の維持や覚醒と睡眠のサイクルの調節に関わるのが，脳幹の中心部を占める**脳幹網様体** 図1 です。ここでは神経細胞が密集した核を形成せず，神経細胞と神経線維が網状に広がって散在しています。旅の発着地も一見とらえ所のないような印象です。モノアミンを神経伝達物質とするニューロン群がいくつかあり，軸索が枝分かれしながら，脳幹網様体の中心部から大脳皮質の広範な部分に広がるため，広い脳領域の活動を同時に制御することができます（汎性投射系）。脳幹網様体には末梢からの感覚神経の経路が到達するのと同時に，これらの系が活性化されます。また，ネコの実験で電気刺激を行うと大脳皮質全体が興奮し，覚醒度や注意が上昇するため，この系は**上行性賦活系**（網様体賦活系，reticular activating system）とよばれています。

　網様体からの経路は，脳幹と脊髄の**体性運動ニューロン**および**自律神経**にも送られ，広範な内臓運動や体性運動に対する反応を引き起こします（図1，p.169参照）。つまり，脳に向かう経路と脊髄から末梢に向かう経路があるわけですね。

　網様体には**視床下部**からの入力を受け，心臓血管機能，呼吸，排尿，嘔吐，嚥下を制御する領域もあります。脳幹網様体から脊髄へ下行する経路は，脳神経核の運動ニューロンと神経回路網を形成して，身体の運動や体性感覚の調節，呼吸循環調節に関わっています。

図2 青斑核と縫線核からの経路

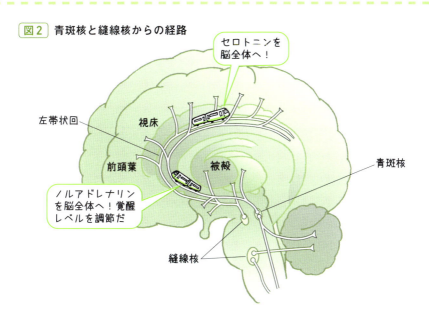

　神経伝達物質としては，ノルアドレナリン系には**青斑核**とlateral tegmental noradrenergic systemから起こる2つの経路があり，さらに網様体から**視床**（視床網様核，髄板内核）を通じて，大脳皮質の広い領域に広がる系があります 図2 。また，**縫線核**からはセロトニン，視床下部からはヒスタミン性の神経の経路があります．脳幹網様体からは小脳への経路もあり，一部は視床下部にも向かいます．視床下部外側部のオレキシン性ニューロンも広範に広がっていく経路があります．また，脚橋被蓋核や外背側被蓋核のアセチルコリン作動性ニューロンがあり，これらは視床の髄板内核へ向かい，髄板内核からは大脳皮質への広範な経路があります（コリン作動性）．

COLUMN
脳幹網様体の系が障害されると

　脳幹網様体から視床，視床下部を経て大脳皮質に至る系に病変が生じると，意識障害が起こります．ナルコレプシーでは視床下部のオレキシン系が障害され，猛烈な眠気に襲われ数分間で睡眠に落ちる睡眠発作や，突然に抗重力筋の力が抜けるカタプレキシーがみられます．

11章 意識や情動に関わる神経系

3 脳が刻むリズムはどのようにして形成されるか

　次に神経の旅を脳波によってたどっていきましょう．意識には単一のレベルではなく，さまざまなレベルがあると述べましたが，頭皮上に電極を貼って記録した脳波の律動（リズム）は，**意識**や**睡眠状態**の全般的なレベルを示します．脳波は周波数によって速いほうからベータβ波（13〜36ヘルツ），アルファ（α）波（8〜13ヘルツ），シータ（θ）波（5〜7ヘルツ），デルタ（δ）波（1〜4ヘルツ）の振動をもつ成分に分けられます．覚醒時でも脳波所見は変わり，覚醒して静かに目を閉じているときは，α波が後頭部優位に出現します．開眼して何かに集中しているときはβ波が現れます 図3 ．

図3 睡眠と覚醒の脳波

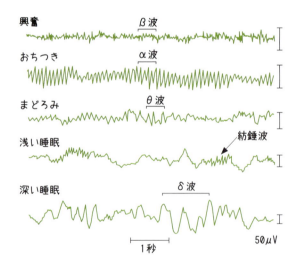

(Penfield W, Jasper H: Epilepsy and the functional anatomy of the human brain. Little, Brown & Co., 1954. より引用)

　これらの脳波のリズムは，大脳皮質の神経細胞の電気的活動に由来します．例えばα波はヒトの後頭葉の神経細胞の同期した活動に由来する，興奮性シナプス後電位と抑制性シナプス後電位の総和として起こります．

正常脳波のリズムは，上部脳幹網様体，視床，大脳皮質ニューロンを結ぶ回路で形成されます 図4 。皮質大錐体細胞（皮質視床ニューロン）からは，軸索側枝が視床皮質ニューロンおよび視床網様核ニューロンへ興奮性に投射します。また，視床皮質ニューロンは皮質に投射するとともに，視床網様核ニューロンへ軸索側枝を出し興奮性入力を送ります。視床皮質ニューロンには，視床網様核ニューロン

図4 脳波のリズム

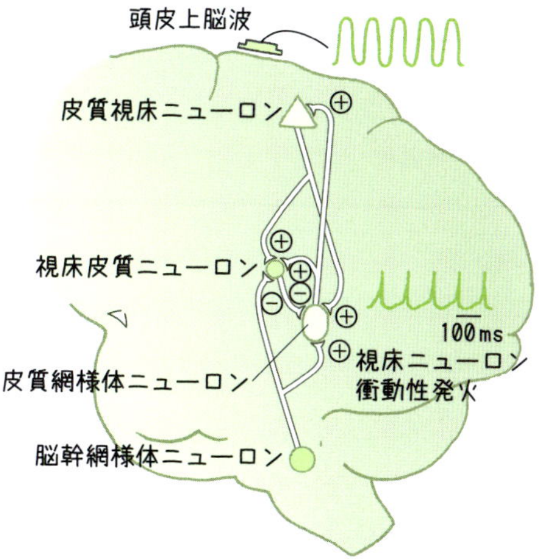

（飛松省三：臨床神経内科学 改訂6版. In: 平山惠造, 監修. 南山堂, p.771-782, 2016を基に作成）

からGABAを伝達物質とする抑制性の投射があります。このように視床の抑制性介在ニューロンの反回抑制が興奮・抑制リズムを形成します。脳幹網様体ニューロンから視床皮質ニューロンへは興奮性，視床網様核ニューロンへは抑制性の制御が行われています。脳波のリズムは視床網様核ニューロンの膜電位レベルに依存し，脱分極状態では速波（β）帯域，中等度の過分極状態では睡眠紡錘波，深い過分極ではδ波帯域の周波数を示します。この回路の活動は，さらに脳幹（中脳・橋）網様体によってアセチルコリンを伝達物質とする神経系により制御されます。

脳波でたどる睡眠・覚醒の旅

睡眠と覚醒の正常なサイクルは，脚橋被蓋核と背外側被蓋核コリン作動性神経が視床へ投射し，上行網様体賦活系の一部として，睡眠サイクルや覚醒レベルの調節に関与します 図5 。睡眠を発現する神経機構は，**前脳基底部（マイネルト基底核）**の視床下部前部（視索前野）にあり，電気刺激すると徐波睡眠が生じます。他方，レム睡眠を発現させる機構は，**外側橋網様核**にあります。これらの神経経路が相互に作用し，意識の状態を維持・調整します。

図5 睡眠と覚醒の経路

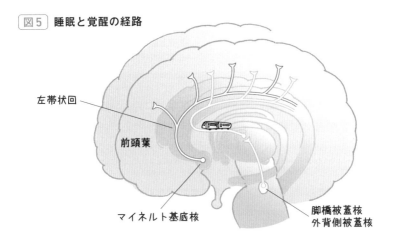

左帯状回
前頭葉
マイネルト基底核
脚橋被蓋核
外背側被蓋核

COLUMN
脳波でみる睡眠

　覚醒から睡眠に入る段階で4つの脳波の変化が起こります 図3 。眠気の初期(ステージ1)には脳波の周波数が低くなり,脳波の振幅がわずかに増加します。ステージ2の睡眠になると周波数がさらに低下,振幅が増大し,間欠的な振動(紡錘波spindle)も出現します。紡錘波は約10〜12ヘルツ,持続1〜2秒の振幅が振動で視床と皮質のニューロン間の相互作用の結果生じます。中等度から深睡眠(ステージ3)の睡眠では,紡錘波の数は減少し,中等度から深睡眠を表します。最も深い睡眠レベルであるステージ4では,δ波とよばれる低周波,高振幅のゆらぎが中心となります。**徐波睡眠**から人を目覚めさせるのは最も難しく,ステージ3,4の徐波睡眠中には筋緊張,心拍数,呼吸,血圧,代謝率の低下などの生理的変化が起こります。これら4つの睡眠段階は**ノンレム睡眠**とよばれます。徐波睡眠の後,**急速眼球運動**(rapid eye movement:**REM**)**睡眠**とよばれるまったく異なる睡眠段階になります。レム睡眠では,脳波は覚醒状態とよく似ており,レム睡眠の約10分後,脳は通常ノンレム睡眠段階に戻ります。レム睡眠では,血圧,心拍数,代謝が覚醒時とほぼ同じレベルまで上がり,骨格筋活動の低下,ペニスの勃起などが起きます。夢もこの時期にみています。筋活動の低下は脊髄の下位運動ニューロン回路に接する脳橋網様体におけるGABAニューロンの活性の亢進により生じます。レム睡眠とノンレム睡眠は約90分の周期で規則正しく繰り返されます。

11章 意識や情動に関わる神経系

4 情動に関わる神経の旅
～恐怖や嫌悪，幸せをつくり出す大脳辺縁系

　旅に出れば，絶景との出会い，人とのふれあいやトラブルから，感情はさまざまに変化します。次に感情，情動にまつわる神経の旅をたどっていきましょう。情動には怒り，恐れ，喜び，悲しみなど，快や不快を含め幅広い感情状態があり，比較的急速に引き起こされた一時的で急激な感情の動きを意味します。すべての情動には，**内臓の運動変化**や**顔面筋の動き**と**体性運動反応**を伴うのが特徴です　図6　。

図6　**感情と情動**

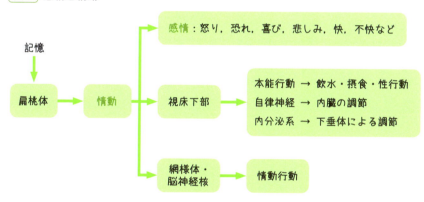

　例えば恐怖を感じると，血圧が上昇したり発汗が起きます。このような情動反応は無意識にも起こることがあり，必ずしも意識にのぼるわけではありません。情動は対象が自分にとって有害か，あるいは有益か，どのような意味をもつかというラベルをつけ，そのラベルによって自律神経，内分泌の反応を起こし（情動の表出），恐れ，怒りなど情動の主観的な体験をするとともに，意思決定にも影響を与えます。

図7 扁桃体をめぐる経路

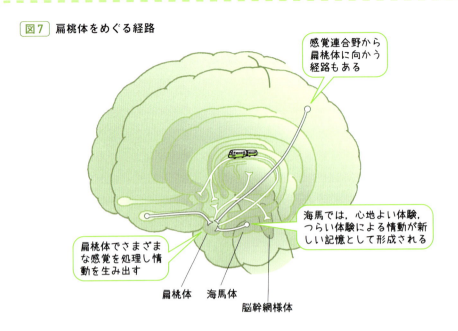

　情動が生じる神経機構は十分わかっていない部分もありますが，大脳の内側から腹側前部にある脳梁に隣接する前帯状回と，側頭葉内側にある海馬，扁桃体，大脳基底核のうちの側坐核など大脳辺縁系のネットワークが重要な役割を果たします。大脳辺縁系は古皮質といわれる系統発生的に古い脳部位です。

　とりわけ，**扁桃体**（扁桃核とも）が情動の中枢として感覚刺激を処理し，情動を生み出し調節します 図8 。アーモンド型の核である扁桃体は，対象物の情動的評価や恐怖と快感の処理に特に重要です。動物実験でこの部位を電気刺激すると，怒りや恐怖の情動が生じ，破壊するとこれらの情動反応が低下します。扁桃体の近くに位置する**海馬**も，扁桃体と強く連絡し新しい記憶を形成し，それを感情と結びつける（情動の学習と記憶）のに重要です。

　情動に必要な感覚情報は感覚連合野や視床からの経路があります 図8 。これらの領域に加えて，前頭葉の眼窩部と内側ともつながりがあります。扁桃体は前頭前野，特に眼窩前頭皮質と脳室内側野（中隔核）に信号を送ります。**前頭前野**は抑制的なシグナルを扁桃体に送り返し，情動反応を調節しま

図8 情動と身体のつながり

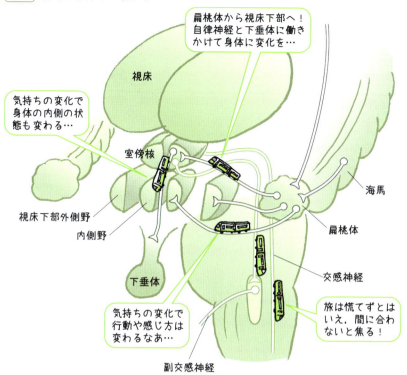

す。海馬とその周囲からは脳弓を介して乳頭体に至り，ここから乳頭体視床路，視床前核，帯状回を経由して，再び海馬へ相互接続する経路が形成されます（**パペッツの回路**）（p.242 図17 参照）。また，側頭葉の内側皮質から扁桃体を介して，視床背内側核や中隔核などを経由し，前頭眼窩皮質など前脳基底部を経て前部帯状回や大脳辺縁系に至る経路（**ヤコブレフの回路**）があります（p.243 図18 参照）。これらの回路は情動にも関わりますが，記憶にも重要な役割を果たします。扁桃体は**島回**にも投射し，島回は情動情報と感覚情報を統合し，身体的状態に関連する情動などに関わります。これらの領域が前頭前野に情報を送ることで，感情が意識に達し，高次の認知機能が感情行動に影響を与えるようになります。これにより複雑な社会的状況に適切に対応し，感情に基づいて意思決定が可能になります。

情動を表出し，本能的な行動にも関わるのが**視床下部**です。扁桃体は視床下部への経路があり，海馬も脳弓を通じて視床下部に向かいます。視床下部は情動刺激を生理的反応に変換します。身体と心（情動）は分かれて在るわけではなく，つながっているのですね。恐怖を感じると，血圧が上昇したり，発汗が起こるのは，扁桃体や大脳辺縁系が視床下部と密接に連絡しているためです 図8 。視床下部は自律神経の上位中枢であり，脳幹の自律神経中枢やさらに脳幹と脊髄の神経節前ニューロンともつながっています。また，視床下部は飲水行動，摂食行動，性行動などの本能的な行動に関与し，それに必要な**自律神経**と**内分泌機能**を調節し，空腹や喉の渇き，睡眠などの基本的な生存機能のコントロールと，身体の恒常性を保つ役割をもちます。**大脳辺縁系**も視床下部を通じて，あるいは直接，網様体などを介した脳幹の自律神経中枢（中脳中心灰白質など）や脳幹網様体の内臓運動中枢，神経節前自律神経ニューロン，そして脊髄の体性運動ニューロンとも連絡します。これにより，情動反応は自律神経系だけでなく，体性運動系も調整します。視床下部を刺激すると，攻撃行動や防御行動と同様の反応が誘発されます。身体の反応が情動の生成に寄与するだけでなく，求心性の線維を通じて脳にフィードバックされ，情動の経験に影響を与えています。

COLUMN
海馬と扁桃体の障害

　海馬と扁桃体を含む両側側頭葉を実験的に破壊したサルや，両側の海馬と扁桃体に障害のあるヒトでは，情動や防御反応が低下し，以前であれば恐れていたものにも躊躇なく近づいたりする現象が観察されます（クリューヴァー・ビューシー症候群）。その他には，性欲や食欲の異常，あらゆるものを口に入れようとする口唇傾向，視覚失認などの症状が現れることがあります。これらの症状の一部は上記のパペッツ回路の遮断によるものと考えられています。

12章

自律神経

12章 自律神経

1 身体を維持する自律神経

　いよいよ神経の旅も終わりの章を迎えました。脳や脊髄を飛び出して身体全体に広がる自律神経について旅路をたどっていきましょう。自律神経系は全身に分布して，内臓をコントロールする神経系です。広範な機能を調整することで，体内の恒常性を維持する役割を果たします 図1 。

図1 **自律神経の分布と働き**

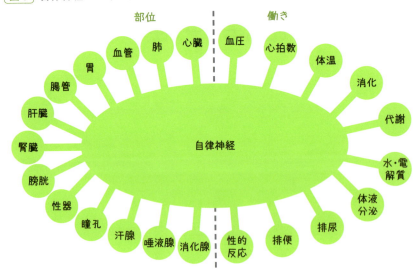

　これまで述べてきた体性の運動路，感覚路は随意的な意志で身体の動きをコントロールして外界に働きかけ，身体の外からの感覚を意識的に感じ取るのに必要な「身体の外の世界」とのやりとりに関わる神経系です。これに対し自律神経系は身体の中の臓器からの情報をモニターし，その情報をもとに内臓の機能を調整する，**「身体の内部」の制御**に関わる神経系です 図1 。体性の運動路，感覚路と比較して随意的なコントロールができない一方，意識的な努力を必要とせず，自動的（自律的）に機能するのが特徴です。

2 交感神経系と副交感神経系の2つの経路をゆく

12章 自律神経

　自律神経系には大きく交感神経系と副交感神経系という2つの神経系があり，これらがバランスをとって機能しています。疾病，発熱，低血糖，身体へのストレスなど，身体の状態を攪乱する因子があっても，一定の状態（恒常性）を維持するため，身体からの情報をキャッチして，それに基づいて各臓器に指令を出すことで機能を調整しています。

　交感神経系と副交感神経系の働きはどのように違うのでしょう。交感神経と副交感神経の働きはおおむね反対です。交感神経系は活動時，**興奮状態**や**ストレス時**に優位になり，特に日中の活動時に高まります。副交感神経系は食事の後や夜間の睡眠時に活発になり，日常生活で**リラックス**したり**休息状態**に入る際に重要な役割を果たします 図2 。

図2 交感神経系と副交感神経系の働き

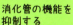
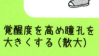
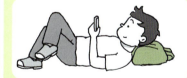

交感神経系
- 循環器系は血圧を上昇させ，安静時も働いて血圧を維持する。心筋収縮力増大や心拍数を速くする
- 筋肉の緊張を高め，血流を増やす
- 血糖値を上昇させ，肝臓・骨格筋のグリコーゲン分解，脂肪分解も増やして代謝を高める
- 消化管の機能を抑制する
- 覚醒度を高め瞳孔を大きくする（散大）

副交感神経系
- 循環器系は心拍は遅くなり血圧も下がる
- 筋肉の緊張を和らげリラックスを促進する
- 消化管の活動を高め，消化吸収を促進する
- 眠りや休息への準備をし，瞳孔を小さくする（縮瞳）

図3 交感神経，副交感神経の経路と乗り換え

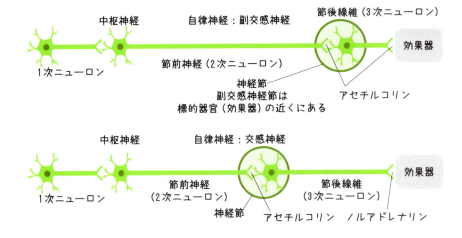

　交感神経系と副交感神経系の経路では3本の路線に乗る必要があります。交感神経系と副交感神経系は中枢が脳幹および脊髄に存在しますが（1次ニューロン），これらが脊髄，一部脳幹にある節前神経（2次ニューロン）に投射します。節前神経は脊髄を出ると中枢神経系外の神経節（自律神経節）で3本目の路線，節後線維（3次ニューロン）に接続します 図3 。この節後神経の神経線維（遠心性線維）が効果器である内臓に信号を伝え，例えば平滑筋などが収縮したり，弛緩したりします。これに対して体性の運動系（皮質脊髄器）では2本の路線で，大脳の運動野から伸びる上位運動ニューロンと，脊髄の前角細胞で乗り換えし骨格筋を動かす下位運動ニューロンでした（p.74参照）。自律神経系は乗り換えが1つ多いですね。

多くの臓器では交感神経系と副交感神経系の二重支配があり，相反性にコントロールされますが，双方が共同して，あるいは片方だけが働いています⟮表1⟯。例外としては，**血管**の径は大部分が交感神経のみによって制御されます。交感神経は持続的にある頻度で発火し，一定のトーヌス（緊張）を血管壁に与えています。このトーヌスが強くなれば血管は収縮して細くなり，弱まれば血管は拡張します。血管壁への旅は交感神経のトーヌスが担っているのですね。**皮膚の汗腺**，**立毛筋**も交感神経だけで支配されています。一方，**唾液の分泌**には交感神経系，副交感神経系ともに分泌を促す働きがありますが，副交感神経は食物の消化のためのさらさらした唾液を分泌させる一方，交感神経ではねばねばした唾液が分泌されます。

⟮表1⟯ **交感神経，副交感神経の経路と作用**

交感神経				副交感神経		
器官	節前線維	節後線維	作用	節前線維	節後線維	作用
眼（瞳孔）	胸髄 Th1-Th2	上頸神経節	瞳孔散大筋収縮（瞳孔散大）	Edinger-Westphal核	毛様体神経節	瞳孔括約筋収縮（縮瞳）
涙腺，唾液腺（舌下腺，顎下腺）	胸髄 Th1-Th2	上頸神経節	軽度の涙液分泌，粘性の高い唾液分泌	上唾液核	翼口蓋神経節顎下神経節	涙液分泌，唾液（漿液性の唾液分泌）
唾液腺（耳下腺）	胸髄 Th1-Th2	上頸神経節	分泌（粘性の高い唾液）	下唾液核	耳神経節	分泌（漿液性）
心臓	胸髄 Th1-Th2	上・中・下頸神経節，上部胸神経節	心拍数上昇，心筋収縮力・伝導速度増加，冠動脈拡張	迷走神経背側核	心臓神経叢	心拍数低下，心筋収縮力・伝導速度増加，冠動脈収縮
気管，気管支平滑筋	胸髄 Th2-Th7	下頸神経節上頸神経節	気管拡張	迷走神経背側核	気管・肺神経叢	気管収縮
胃	胸髄 Th6-Th10	腹腔神経節	蠕動と分泌の抑制，平滑筋弛緩，括約筋の収縮	迷走神経背側核	胃神経叢	蠕動，分泌，平滑筋収縮，括約筋弛緩，排泄

12章

器官	交感神経 節前線維	交感神経 節後線維	交感神経 作用	副交感神経 節前線維	副交感神経 節後線維	副交感神経 作用
小腸,上行結腸	胸髄 Th6-10	腹腔神経節上腸間膜動脈神経節	蠕動と分泌の抑制	迷走神経背側核	筋間神経叢（Auerbach神経叢），粘膜下神経叢（Meissner神経叢）	蠕動, 分泌, 血管拡張
下行結腸, 直腸	腰髄 L1-L2	腹腔神経叢	蠕動と分泌の抑制	仙髄 S2-S4	筋間神経叢（Auerbach神経叢），粘膜下神経叢（Meissner神経叢）	蠕動, 分泌, 括約筋弛緩, 排便
腎臓	腰髄 L1-2	腹腔神経節, 腎神経叢, 下腹神経叢	血管収縮（レニン分泌, Na再吸収促進）	仙髄 S2-4	下腹神経叢	血管拡張
膀胱	腰髄 L1-2	下腸間膜動脈神経叢	蓄尿（内括約筋収縮, 排尿筋弛緩）	仙髄 S2-4	下腹神経叢	排尿（内括約筋弛緩, 排尿筋収縮）
男性性器	腰髄 L1-2	上下腹神経叢（骨盤神経叢）	射精, 血管収縮	仙髄 S2-4	下腹神経叢・骨盤神経叢	勃起, 血管拡張, 分泌
血管	頭部・頚部 Th2-4 上肢 Th3-6 下肢 Th2-L2	頭部・頚部 上・中頚神経節 上肢 下頚神経節, 上胸神経節 下肢 下腰部および上仙骨神経節	血管収縮	―	―	―
立毛筋			収縮（立毛）	―	―	―
汗腺			発汗			
副腎髄質	Th11-L1	副腎髄質細胞	カテコールアミン分泌（アドレナリン, ノルアドレナリン）	―	―	―

12章 自律神経

3 交感神経系と副交感神経系の旅の経路

交 感神経系

　交感神経系の神経節の大半は，脊髄のすぐ外の左右両側に位置する**交感神経幹**にあります 図4 。交感神経幹は脊椎の傍らに左右1本ずつあり，ほぼ頭蓋骨の底部から尾骨まで縦走する神経線維の束です。脊髄以外にもけっこう大きい主要路線があるのですね。この線維束の中に交感神経の神経節が並んでいます（**椎傍神経節**）。

　交感神経の節前線維は，この交感神経節に至る前なので「節前」とよばれ，脊髄の中でも**胸髄**と**腰髄**を出発地としていて，第1～12胸髄，第1，2腰髄レベルの脊髄の中間質外側核から出るため 図5 ，交感神経は自律神経の「**胸腰髄部**」といわれます 図4 。交感神経節の各脊髄分節の隣にありますが，頚髄と仙髄の近傍にも2～3の神経節があります。節前線維は内臓運動神経線維（遠心性）であり，運動性脊髄神経と随伴して走ったり脊髄から前根を通って出ています。脊椎からは運動神経と同じトンネル（椎間孔）を通って出ていくのですね。

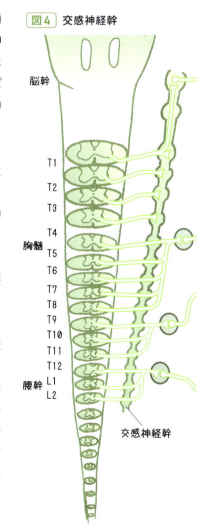

図4　交感神経幹

図5 交感神経の経路

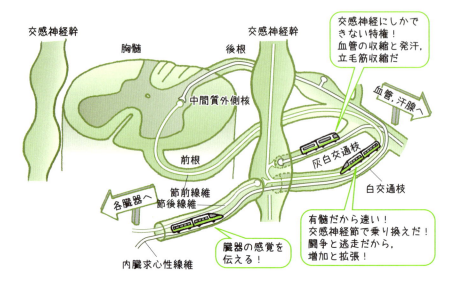

　体性運動神経と分かれてからは**白交通枝**（有髄神経）となって**交感神経節**に入り，交感神経節のシナプスで節後線維に乗り換えます（図5）。交感神経節を離れた節後線維の大部分は脊髄神経と一緒に走行するのではなく血管とともに走り，血管が分岐するに従って内臓に分布します。内臓の方面には血管と神経が旅は道づれになります。節後線維の一部は**灰白交通枝**（無髄神経）として脊髄神経と一緒に走行し脊髄神経の支配する髄節（**デルマトーム**）に分布して，そこで**血管，立毛筋**などを支配します。交感神経系の節前線維は副交感神経と比較して短いですが，節後線維は長い距離を走行して内臓に達します（図5）。目的地に至る最後の路線は長い道のりなのですね。

　頸部には交感神経幹が存在せず，代わりに頸（部）神経節，中頸神経節，頸胸神経節の3つの交感神経節を形成します。節後線維は頸動脈に沿って走行し，内頸動脈神経叢を介して**眼**（瞳孔，眼窩筋，眼瞼板筋など），**顔や顔面部の皮膚，涙腺，唾液腺**などに到達します。頸部は路線が細かく枝分かれしています。第5～12胸髄からの交感神経は節前線維が内臓神経になり，上頸神経節，腹腔神経節，上腸間膜神経節，下腸間膜神経節，大動脈腎動脈

神経節などの交感神経節を経て，節後線維が消化管に達します。節前線維は腸管筋間の神経叢や粘膜下叢の神経節とシナプスすることもあります。交感神経は腸の神経叢とも連絡するのですね。さらに骨盤臓器を支配する仙骨神経節があります。

交感神経の節前線維の末端から**アセチルコリン**が分泌されると，これを受ける節後神経は神経伝達物質として神経末端から**ノルアドレナリン**を放出します。**汗腺**を支配する交感神経は例外的にアセチルコリンを分泌します（p.266 図3 参照）。

遠心性の運動神経によって的確に内臓をコントロールするには，内臓からの求心性の情報を受けとる必要があります。自律神経には内臓運動神経線維（遠心性線維）のほか，求心性線維（内臓感覚神経）もあり，交感神経では約50％が求心性，約50％が遠心性の線維です。

図6 副交感神経とその求心性線維の経路

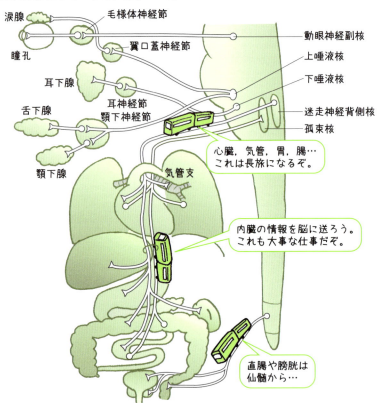

副 交感神経系

　副交感神経系の節前線維の細胞体は脳幹および仙髄に存在するため，副交感神経系は自律神経の「**頭仙骨部**」ともいわれます。副交感神経系は節前線維が長いのが特徴で，交感神経と違って長い距離を走行します。つまり脊髄を出発したら長い旅路に入るわけです。それに伴って乗り換えを行う神経節はそれぞれの標的臓器（例えば眼や消化管）の近傍または内部にあり，乗り換えの後，節後線維は短くすぐに目的地に到着します。交感神経とは異なり限局した部位で作用します 図6 。

　脳幹には副交感神経節前線維の細胞体が存在し，橋の**上唾液核**には顔面神経（中間神経），延髄の**下唾液核**には舌咽神経の細胞体があります。脳神経の旅（p.140, 145）でみてきたように，副交感神経の旅もセットになって

いることがあります。副交感神経系の節前線維は脳幹から第3（動眼神経），第7（顔面神経のうちの中間神経），第9（舌咽神経），第10（迷走神経）脳神経とともに脳幹を出て標的器官のすぐそばの神経節のシナプスで乗り換えます。動眼神経と旅をともにしてきた節前線維は途中で分岐して毛様体神経節に乗り入れ，そこでシナプス乗り換えし，**瞳孔括約筋**と**毛様体筋**に向かいます（p.128参照）。顔面神経（中間神経）では節前線維が分岐して翼口蓋神経節に入り乗り換え，節後線維になって涙腺，鼻粘膜，口腔粘膜にたどり着けます。そのほか，顎下神経節（顎下腺と舌下腺を支配），耳神経節（耳下腺を支配）などがあります 図6 。**迷走神経背側（運動）核**には食道，気管，肺，消化管を支配する迷走神経の節前線維細胞体が存在し，出発地となっています 図6 。**疑核**からの迷走神経の旅は心臓の洞房結節，房室結節が目的地です。また，迷走神経は分岐を繰り返して心臓，消化管，肝臓，膵臓など胸部と腹部の臓器に旅立っていきます。第2，3仙髄レベルで脊髄（仙髄）から**骨盤神経**として出発し，直腸や膀胱，生殖器に向かう迷走神経もあります。副交感神経系は節前線維，節後線維とも末端から神経伝達物質として**アセチルコリン**を放出します。

副 交感神経の求心性線維

遠心性線維は中枢神経系から末梢の標的組織（平滑筋，分泌細胞，内分泌細胞など）に運動情報を伝達します（迷走神経遠心性線維）。一方，迷走神経にも求心性線維が含まれ，末梢臓器からの感覚情報（内臓求心性線維）を中枢神経系に伝えます。臓器のほうにも出発地があって，感覚を伝える神経の旅があるわけですね。迷走神経線維の75％（90％ともいう）が求心性，25％が遠心性線維です。迷走神経，舌咽神経，顔面神経（中間神経）などの求心性線維の情報は**脳幹孤束核** 図6 ，さらに脊髄などの自律神経の中枢に伝わり，今度は反射性に遠心性線維を介して遠心性の信号が内臓に伝わります。内臓のコントロールを行う求心性，遠心性の経路が自律神経の**反射回路**を形成します。旅は一方通行ではなくて，またすぐに出かけていって出張のように何度も往復しています。

12章 自律神経

4 自律神経の旅を見守る視床下部

　自律的に働くとはいえ，自律神経は脳幹，大脳皮質など，より上位の中枢にも強く影響されます。大脳皮質の内側面には大脳辺縁系という情動や意欲を司る領域があります。また中脳，橋，延髄などの脳幹には，生命の維持に重要な自律神経中枢が存在し，機能に応じて循環中枢，呼吸中枢，嘔吐中枢，嚥下中枢，唾液分泌中枢，瞳孔の対光反射の中枢などがあり，発車地が集まっています。

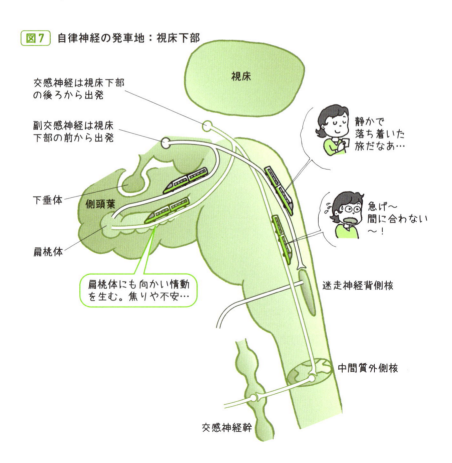

図7　自律神経の発車地：視床下部

さらに上位の**視床下部**にはすべての自律神経の高位の中枢が存在し，自律神経系を統合しています 図7 。視床下部の吻側（体の口に近い側）を刺激すると**副交感神経の活性化**が起こり，視床下部の尾部（体の肛門に近い側）を刺激すると**交感神経の活性化**が起きます。

副交感神経の旅は視床下部吻側に始まり，交感神経は尾部に始まります。大脳辺縁系，視床下部，脳幹の自律神経中枢は互いに密接に連絡し，お互いに機能的に協調して働きます。視床下部，脳幹の自律神経中枢などは，内側前頭束，乳頭体被蓋路，背側縦束などを通じて脊髄の中間質外側核に直接投射します 図7 。これらに加え**扁桃体**，**中脳水道周囲灰白質**，**尾側延髄外側部**，**孤束核**，**延髄外側被蓋野**なども，この直接経路と連絡しています。例えば，恐怖・焦り・不安があると心拍数，心筋収縮力の増加がみられ，呼吸が速くなり，手のひらの発汗や鳥肌が起きることがあります。このとき神経の旅は緊張により大脳辺縁系を介して視床下部から出発し交感神経を伝わり，中脳水道周囲灰白質を通って脳幹の呼吸中枢，血圧・血管運動中枢などに至ります。その後は交感神経の経路をたどって末梢の組織に到着して，血圧上昇・頻脈・体温上昇・呼吸の増加反応が起きると考えられます。緊急事態のときに一つの単位として活動し，生体が逃げるか，戦うか，体をじっとさせて動かないかという反応を起こします（**闘争-逃走-恐怖反応**）。旅で予定の飛行機に乗れないかもしれないときに焦ると，このようなことが起こりますね。

12章 自律神経

5 瞳孔をみれば自律神経がわかる

　瞳孔の大きさを変える神経の旅にも，交感神経と副交感神経が関わっています。交感神経が瞳孔の周りを放射状に取り巻く筋，**瞳孔散大筋**を収縮させると瞳孔径が大きくなり，副交感神経が瞳孔を同心円状に取り巻いている**瞳孔括約筋**を収縮させると，瞳孔径が小さくなります 図8 。

図8 　瞳孔の散大と縮瞳の経路

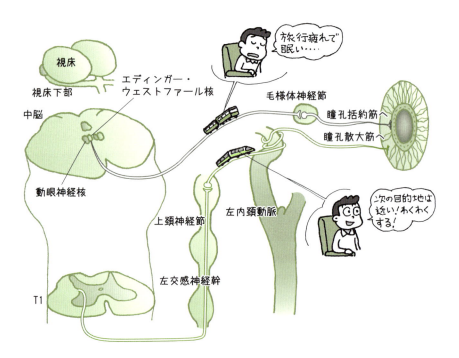

日中，観光に出かけて動き回り，交感神経の働きが高まると瞳孔は散大し，歩き疲れてホテルで夜眠りにつくと，副交感神経の働きが高まり縮瞳が起きます。瞳孔括約筋は脳幹の副交感神経の節前線維の存在する**エディンガー・ウェストファール（E-W）核**によって制御されています（p.124 図6 参照）。

　E-W核からの神経線維は中脳水道近くから動眼神経と併走し，赤核や黒質に挟まれた狭い谷間を抜けて中脳の外に出ていきます。副交感神経ですので，効果器に近い毛様体神経節で乗り換え，瞳孔に到着します。瞳孔散大筋のほうはぐるっと脊髄まで遠出をして第8頚髄から第2胸髄の中間質外側核で交感神経節前線維に乗り換え，上頚部交感神経節ですぐにまた乗り換えをして，長い節後線維に乗って瞳孔に向かいます。

COLUMN　瞳孔径

　中枢のノルアドレナリン神経系の起始核で，中枢の交感神経に相当する**青斑核**の神経活動と瞳孔径は相関します。青斑核はE-W核を抑制しますので，瞳孔括約筋の弛緩を介して瞳孔が散大します。このように外から観察できる瞳孔径を見ることにより中枢神経，末梢を含めた交感神経，副交感神経の機能バランスをみることができます。

12章 自律神経

循環をめぐる自律神経の旅

　心臓の筋肉である心筋は，興奮と伝導に適した特殊な**横紋筋**です（平滑筋ではありません）。心筋細胞は**ギャップ結合**という特殊な電気的抵抗の低い結合によってお互いが機能的につながり，1つの細胞のように機能します（合胞体細胞）。筋肉での伝導は四方に広がり，経路というより面で広がっていくようなイメージでしょうか。

　一方，心筋のなかの洞房結節，房室結節，ヒス束，右脚，左脚には興奮を生じ，それをほかの細胞に伝えられる刺激電導系という**特殊心筋**があります。洞房結節には自律的にリズミックな興奮を生じる**ペースメーカー細胞**があります。この興奮が房室結節，ヒス束，さらに右脚，左脚を伝って心房から心室へと興奮を伝わり，心筋のプルキンエ細胞に達して興奮が心室筋全体に広がります。このようにして毎分60 ～ 100回，心房に続いて心室が収縮し，心臓がリズミックな収縮を繰り返します。

　では，心臓に関わる神経の旅はどこが担っているのでしょうか。心臓の心筋細胞は自動的に動いていますが，そこにすべてお任せしているわけではなさそうです。心臓血管系の機能を常時調節している循環中枢は脳幹に存在します。延髄網様体の外側には**昇圧中枢**（交感神経興奮性中枢），内側には**降圧中枢**（交感神経抑制性中枢）があります。他方，**迷走神経背側核**と**疑核**には心臓抑制中枢（心臓迷走神経中枢）があります 図9 。降圧のほうの旅も交感神経の経路をたどるのですね。昇圧中枢の一部のニューロンが血管運動に関わり，交感神経のトーヌスを保ち血圧を維持します。交感神経の旅は脊髄の側索を通って下行し，脊髄中間質外側核の交感神経節前線維に至り，第1 ～第7胸髄の節前線維が頸部から上胸部の交感神経節を経て，そこでもう一度乗り換えをして節後線維に入ります。節後神経は末梢血管の持続的な緊張や心機能の緊張を調節します。

278

図9 循環をつかさどる自律神経の旅

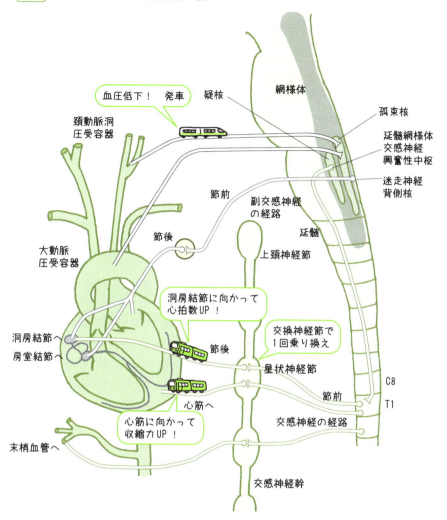

一方，求心性の旅，つまり中枢方面に向かう旅は，動脈圧受容器，頸動脈小体や大動脈小体などの化学受容器，体性感覚受容器など末梢の感覚受容器が出発地となります 図9 。動脈の特定の場所に発車地があるのですね。この交感神経の登り列車は**孤束核**に入り，降圧中枢に達します。脳幹の中で，降圧中枢は昇圧中枢に投射し抑制性の影響を及ぼしています。

　心筋は交感神経，副交感神経系双方によって支配されています。昇圧中枢と降圧中枢は脊髄の心臓血管支配の交感神経に対して，それぞれ興奮性，抑制性の影響を及ぼします。節後線維は心臓全体に広く分布しますが，心臓の右側に分布する節後線維は**洞房結節**のペースメーカー細胞に入り心拍数を速くします。心臓の左側に分布する節後線維は**心筋**に分布し，その興奮性を高め心筋の伝導速度を速める働きがあり，心筋の収縮力も増大します。心臓での神経の旅は左と右で旅の仕方が違うのですね。副交感神経系の節前線維は脳幹の迷走神経背側核，疑核から始まり，迷走神経を通って節後線維に到達します。副交感神経の節後線維は**心房**，**洞房結節**，**房室結節**に分布して心拍数を低下させますが，心筋にはあまり分布しないので心筋の収縮力はあまり変えません。

12章 自律神経

7 呼吸をめぐる自律神経の旅

　呼吸に関わる自律神経の旅に出る前に，呼吸のしくみを確認しておきましょう。**横隔膜**は胸腔と腹腔の境目にあるドーム状の筋肉で，収縮すると胸郭が下に広がるため胸腔内圧が低下して吸気が起きます。外肋間筋が収縮しても胸郭が横に広がって吸気が起きます。つまり，肺は自律して動いているのではなく，周りの筋と内圧によって動かされています。安静時の呼気は，特別筋肉の収縮を必要としません。胸膜腔が陰圧になっており，肺が広がると肺と胸郭の弾性で胸腔内圧がもとに戻るからです。しかし，深く息を吐き出すときには内肋間筋や腹筋群も働きます。呼吸筋は**骨格筋**であり，頸髄C3-C5から出る**横隔神経**（体性神経）に支配されています 図10 。

図10 横隔神経の旅

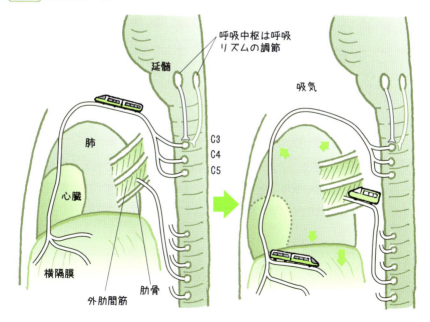

呼吸は随意的にも調節できますが，迷走神経を切除すると正常な呼吸ができなくなることから，呼吸は自律神経の支配も受けています。呼吸の中枢は延髄にあり，呼吸運動を制御しています。吻側延髄腹外側野には**呼吸リズム**を形成するニューロン群があり，吸気と呼気に関わるニューロン群の分布は異なっています。吸気と呼気は旅の出発地が違っているのですね。呼吸に関わるニューロン群は呼吸筋，上気道筋を制御し，疑核とその周辺に存在します。これらのニューロン群が交互にリズミックに働くことにより呼吸にリズムがつくり出されます 図1 。

　呼吸は血中のO_2のレベルとCO_2のレベルによって制御されています 図11 。O_2のセンサーは総頚動脈の分岐部にある**頚動脈小体**，大動脈弓にある**大動脈小体**にあります。呼吸に関わる神経の旅を見張っているのが，血管のそれも頚動脈や大動脈にあるのがポイントですね。これらの情報は内臓求心神経である舌咽神経および迷走神経の枝（内臓求心性線維）を通じて延髄の**孤束核**に伝えられます。延髄の呼吸中枢にO_2低下の情報が伝わると，頚髄のC3-C5まで下行して横隔神経に乗り換え，活動が高まり横隔膜が収縮して（下に下がる）吸気が起きます。CO_2のセンサーは延髄の腹外側核にあります（中枢化学感受野）。脳脊髄液中のCO_2分圧上昇，水素イオン上昇に反応して興奮し，換気量の増加を起こします。身体で発生するCO_2をモニターしているのですね。肺が吸気により伸展すると，気道壁や気管支平滑筋に存在する**肺伸展受容器**が興奮し，その信号が迷走神経求心性線維を通じて呼吸中枢に伝えられます。肺にも神経の旅の起点があり，旅はぐるぐるとめぐっています。その結果，吸気時には呼吸が抑制され呼気時には促進されます（Hering-Breuer反射）。呼吸中枢は循環中枢の近くにあるため2つの中枢には相互作用があります。例えば，心拍数は吸気時に増加し，呼気時に減少するという呼吸性のリズムの変動がみられます。

図11 呼吸をつかさどる自律神経の旅

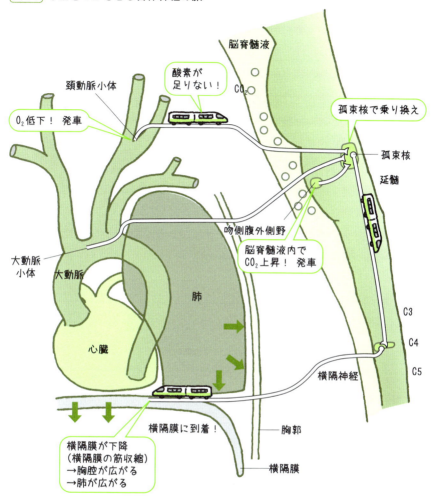

12章 自律神経

8 消化管をめぐる自律神経の旅

　消化管のうち収縮する組織は，横紋筋である咽頭，食道の上1/3，外肛門括約筋を除き，すべて**平滑筋**です。消化管の平滑筋も細胞同士が**ギャップ結合**により電気的につながっており，細胞から細胞へと活動電位がすばやく広がることでスムーズな収縮が生じます。消化管内の伝導は線ではなく面で広がっていくのですね。消化管の筋層は輪状筋と縦走筋からなりますが 図12 ，輪状筋が収縮すると平滑筋の輪が小さくなり，その部分の消化管の径が小さくなります。縦走筋が収縮すると，その部分の腸が長軸方向に短縮します。

図12 マイスナーとアウエルバッハ

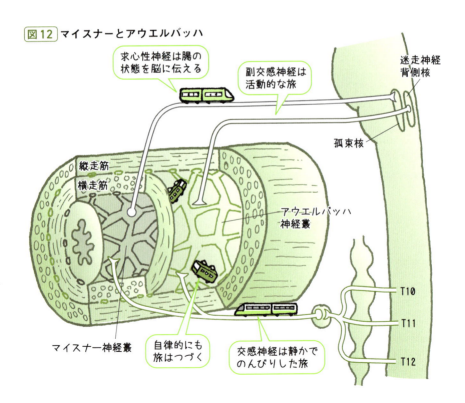

平滑筋の収縮には，相動性収縮と緊張性（持続性）収縮がありますが，相動性収縮は周期的な収縮の後に弛緩が起きるもので，食道，胃の幽門洞，小腸などで食物を混ぜ合わせ先に送る役割を果たします。緊張性収縮は一定の収縮・緊張状態のレベルを保つ平滑筋にみられ，上部の胃や食道下部，回盲腸，内肛門括約筋にあります。

　腸管神経叢（壁内神経叢）は，外的な神経支配がない状態でも消化管のすべての機能を調整することができますので，一種の「自律神経」とみなすことができます。腸管神経叢には粘膜直下の**マイスナー神経叢**と，縦走筋層と輪状筋層の間にある**アウエルバッハ神経叢**があります 図12 。腸管の表層からすぐのところにマイスナー，より深いところにアウエルバッハがありますが，経路は網の目のようになって充実しています。これらの腸管神経叢には感覚ニューロン，介在ニューロン，運動ニューロンなど神経系のすべての構成要素が含まれ，腸管の運動，分泌，分泌機能を果たしています。アウエルバッハ神経叢は消化管運動の制御，蠕動運動に関わり，食物を粉砕・混和したり輸送する役割があります。他方，マイスナー神経叢は消化管管腔の状況を感知し消化管血流と上皮細胞機能を調節して，消化液の分泌や食物の吸収に関わります。

　消化管はこのような腸管神経叢による局所的な支配に加えて，副交感神経系と交感神経系からも二重支配を受けています 図13 。しかし，意外にも腸管神経叢は交感神経神経，副交感神経と一部で結びついているだけです。例えば，副交感神経を切っても蠕動運動が起きることから，交感神経系，副交感神経系とはある程度独立して働いていると考えられます。脳からの神経の旅に頼らない部分もあるのですね。腸管神経叢には脊髄全体のニューロンにほぼ匹敵する神経細胞が含まれており，交感神経系，副交感神経系いずれからも独立した第三の自律神経系とみなす研究者もいます。

　とはいえ中枢から経路がつながっている以上，神経の旅を無視するわけにはいきません。その経路を見ていきましょう。交感神経は第一胸髄から上部腰髄の脊髄から出て，交感神経節に至ります。交感神経幹ではシナプスを介さず，大内臓神経，小内臓神経，腰内臓神経を経て腹腔や骨盤にある交感神経節で節後ニューロンに接続します。迷走神経を通る副交感神経は食道,胃,

12
章

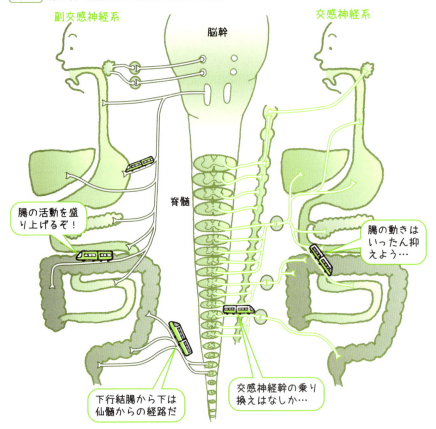

図13 消化管の副交感神経系と交感神経系

小腸，大腸の上行結腸，横行結腸など大部分の消化管，膵臓，肝臓に分布します 図13 。横行結腸，下行結腸，S字結腸，直腸肛門には骨盤神経を通して骨盤神経節や大腸の壁内神経叢にシナプスし，消化管から分泌される消化管ホルモンと協調して，消化管の運動機能や消化液の分泌などの外分泌機能を促進します。**迷走神経性求心性線維**は上部消化管に密に分布しており，食塊などの通過に伴う消化管粘膜の刺激や拡張といった情報を脳（脳幹）に伝えます。迷走神経に最も多く含まれるのは内臓求心性神経であり，線維のうち90％近くが消化管の状態を絶え間なく伝えていて，腸から始まる神経の旅は混雑を極めています。他方，交感神経性求心性線維は胃腸管の痛みや，膨満感，腹部不快感などの情報を脳に伝えています。

12章 自律神経

⑨ 腸管神経系と腸脳相関
〜脳と腸は常に情報をやり取りしている

　脳と腸は上記のような情報のやりとりにより，双方向性に影響を与え合っています．誤って銃で腹部を撃たれてしまい，手術して傷を閉じた後も胃部に指が何本か入る程度の孔が残ってしまった患者の症例が記載されています．この患者では食片を糸に吊るして患者の胃の内部にたらしたときに，その孔から消化活動を直接観察することができました．また，怒りの情動があると胃の消化は遅れたり，非常に心理的にストレスを感じたときは，ひどい苦痛とともに小腸と大腸の活動が激しくなる様子が観察されました．このように脳は腸管の動きに直接に働きかけます．一方で，**迷走神経の内臓求心性線維**を通じて消化管から送られてくる情報は多くが脳にも送られます 図14 ．

図14　脳と腸のつながり

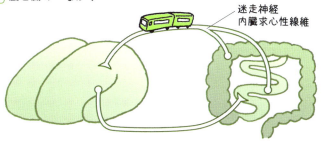

　例えば，脂肪の多い食事が消化管に入ると，食塊が通過する速度が低下します．逆に低カロリーの食事が入ると，胃の内容物を十二指腸以下に排出する消化速度が速まります．有害な物質や細菌を察知すると，水分の速度を速めて分泌を促進し，蠕動の向きを変えて嘔吐を誘発したり，食物が小腸・大腸を通過する速度を速めて下痢として排泄します．これらの情報処理は大部分腸管神経系で行われますが，大脳もこれらの内臓情報を常時モニターしています．意識されなくても，内臓情報は痛み，食欲，気分，認知などさまざまな機能に影響を与えることが知られています．

10 自律神経と副腎
～体の働きを整えるホルモンの系

　副腎は両側の腎臓の上に帽子状に乗っている小さな臓器で，副腎髄質はその中央部に位置します．副腎髄質細胞の80％はアドレナリン，20％はノルアドレナリンをホルモンとして血中に分泌します．また，交感神経節からの節前線維の神経終末は副腎髄質細胞にシナプスしており，アセチルコリンを放出します．一部の副腎髄質の細胞はその刺激を受けて**ノルアドレナリン**を分泌しますが，これは交感神経の節後線維と同じ機能を果たしているといえます 図15 ．ノルアドレナリンを含むカテコールアミンは全身的な交感神経刺激の一部として生じ，**急性ストレスに対抗する**ため，身体を準備するのに重要なストレスホルモンです．このようなストレス反応は交感神経系を通じて，ノルアドレナリンが自律神経系から分泌されて起きることと合わせて生じています．

図15 **交感神経が副腎髄質に至る経路**

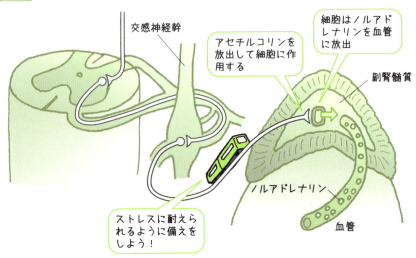

COLUMN
自律神経が障害されるとどんな症状がでるか？

・**起立性低血圧**

　起立性低血圧とは，臥位から立ち上がったときに収縮期血圧が20～30mmHg以上低下する症状をいいます。起立時には血液が血管の中で重力により下がる傾向があるため，灌流圧が低下します。そうなると，脳などに血流が十分行かなくなり，ふらつき，立ちくらみ，ひどい場合には失神，転倒などが生じます。起立に伴う血圧低下を防ぐため，正常では交感神経が血管を収縮させ血液が下がらないようにして，脳の血流を維持する反射があります。自律神経障害によりこの反射が遅れると，起立時に血圧が一過性に低下する起立性低血圧が生じます。

・**ホルネル症候群**

　眼瞼に到達する交感神経が節前線維，もしくは節後線維のどこかで障害されると，ホルネル症候群が生じます。節前線維は視床下部から第8頸髄～第4胸髄を下行し，2次ニューロンは肺尖部を通り頸動脈近傍の頸部交感神経節に達し，3次ニューロンは上行しつつ海面静脈洞を通り眼瞼挙筋の裏で瞼板につながり，眼瞼を挙上するミュラー筋，顔面の汗腺，瞳孔散大筋に至ります。そのため，病変側の発汗低下，眼瞼下垂，縮瞳などがみられます。**脳幹梗塞**や**出血，肺尖部の肺がん**などでホルネル症候群を認めることがあります。

・**多系統萎縮症**

　多系統萎縮症は中年以降に発症し，小脳症状，自律神経症状，パーキンソン症状を呈する脊髄小脳変性症の1つです。ほとんどは孤発性で，患者は全国に約12,000人いるとされます。脳幹，とりわけ橋の萎縮を認め，小脳への連絡線維，脳幹の自律神経中枢などが障害され，小脳症状は**構音障害，手指の振戦，眼振**などを呈し，脳幹の自律神経中枢障害では，**起立性低血圧・膀胱直腸障害・発汗障害，不整脈**などがみられます。**声帯が外転麻痺**を起こし，声門開大障害によるいびきや睡眠時無呼吸発作を呈するが多いです。根本的な治療法は見出されていません。自律神経障害のため脊髄小脳変性症のなかでも予後不良で，発症後平均約5年で車椅子使用，約8年で臥床状態，9～10年以内に死に至ることが多いです。死因としては肺炎が多く，不整脈や睡眠中の無呼吸発作，声門開大障害による気道閉塞，血圧の異常変動などによる突然死があります。

12章

参考文献

- Mathias Baehr ほか著，花北順哉 訳：神経局在診断 改訂第6版．その解剖，生理，臨床．文光堂，2016．
- カーペンター MB 著，嶋井和世，ほか監訳：神経解剖学 Core text 第4版，廣川書店，2016．
- Dale Purves ほか編：Neuroscience 6th ed. Sinauer, 2018．
- 坂井建雄 ほか編：カラー図解 人体の正常構造と機能 全10巻縮刷版 改訂第4版．日本医事新報社，2021．
- 本間研一 ほか著：標準生理学 第9版．医学書院，2019．
- 後藤文男 ほか著：臨床のための神経機能解剖学．中外医学社，1992．

1章

- 萬年 甫：脳の探求者ラモニ・カハール：スペインの輝ける星（中公新書）．中央公論新社，1991．
- ダグラス・フィールズ 著，小西史朗 訳，監修，小松佳代子 訳：もうひとつの脳 ニューロンを支配する陰の主役「グリア細胞」．講談社，2018．
- Gordon MS 編：The Synaptic Organization of the Brain 第5版．Oxford University Press, 2003．
- 岡田泰伸 監修，佐久間康夫 ほか監訳：ギャノング生理学 原書26版．丸善出版，2022．
- 栗原 敏 ほか監訳：イラストレイテッド 生理学．丸善出版，2014．
- 小柳新策：電子顕微鏡による神経病理学のすすめ．医学書院，1992．

2章

- Francoise Gray ほか編：Escourolle & Poirier's Manual of Basic Neuropathology 第5版．Oxford Univ Pr, 2013．
- 木村 淳 著，栢森良二 訳：新 神経・筋疾患の電気診断学 筋電図・神経伝導検査 原理と実際．西村書店，2019．
- 園生雅弘 ほか編：神経筋電気診断の実際．星和書店，2004．
- Gillian Pocock：オックスフォード・生理学 原書4版．丸善出版，2016．
- Herness MS, Gilbertson TA: Cellular mechanisms of taste transduction. Annu Rev Physiol, 61: 873-900, 1999.
- Hodgkin AL, Huxley AF: A quantitative description of membrane current and its application to conduction and excitation in nerve. J Physiol, 117 (4): 500-544, 1952.

3章

- Korbinian Brodmann: Vergleichende Lokalisationslehre der Grosshirnrinde in ihren Prinzipien dargestellt auf Grund des Zellenbaues. Barth, Leipzig, 1909.
- Waxman Stephen G: Clinical Neuroanatomy, 第27版 (Lange Medical Book). McGraw-Hill Medical, 2013.
- 平山惠造 ほか著：MRI脳部位診断．医学書院，1993．

4章

- 丹治 順：脳と運動 第2版—アクションを実行させる脳—．共立出版，2009．
- Leigh R. John ほか著：The Neurology of Eye Movements 第5版 Contemporary Neurology Series. Oxford University Press, 2015.
- Hiroshi Asanuma: The Motor Cortex. Raven Press, 1989.
- Robert Porter ほか著：Corticospinal Function and Voluntary Movement. Monographs of the Physiological Society, No 45. Oxford University Press, Reprint版，1995．
- Anne Shumway-Cook ほか著，John P. Butler 編：Motor Control, Theory and Practical Applications. Lippincott Williams and Wilkins, 1995.

5章

- 宇川義一 編：臨床神経生理検査入門—神経症状の客観的評価．中山書店，2017．
- Waxman Stephen G: Clinical Neuroanatomy, 第27版 (Lange Medical Book). McGraw-Hill Medical, 2013.

- ・田崎義昭 ほか著：ベッドサイドの神経の診かた 第18版．南山堂，2016．
- ・竹内昭博：新生理学（Qシリーズ）改訂第8版．日本医事新報社，2023．

6章

- ・David Greenberg ほか著：Lange Clinical Neurology, 11th Edition (English Edition). McGraw Hill / Medical, 2020.
- ・水野美邦：神経内科ハンドブック 第5版 鑑別診断と治療．医学書院，2016．
- ・水野美邦 監，栗原照幸 ほか編：標準神経病学 第2版．医学書院，2012．
- ・平山惠造 監，廣瀬源二郎 ほか編：臨床神経内科学．南山堂，2016．

7章

- ・高草木　薫：歩行の神経機構．Brain Medical，19（4）：307-315，2007．
- ・角田　亘 ほか編：生理学 Crosslink basic リハビリテーションテキスト．メジカルビュー社，2022．
- ・高草木　薫：大脳皮質・脳幹-脊髄による姿勢と歩行の制御機構．Spinal Surgery，27：208-215，2009．
- ・高草木　薫：運動麻痺と皮質網様体投射．脊椎脊髄ジャーナル，27（2）：99-105，2014．
- ・Westermoreland BF ほか著，大西晃生 ほか訳：臨床神経学の基礎—メイヨー医科大学教材 第3版．MEDSI，1996．
- ・Vernon B. Brooks：The Neural Basis of Motor Control. Oxford Univ Press, 1986.

8章

- ・高草木　薫：大脳基底核による運動の制御．臨床神経学，49：325-334，2009．
- ・DeLong MR, Wichmann T: Circuits and circuit disorders of the basal ganglia. Arch Neurol, 64 (1): 20-24, 2007.
- ・Alexander GE, Crutcher MD: Functional architecture of basal ganglia circuits: neural substrates of parallel processing. Trends Neurosci, 13(7): 266-271, 1990.
- ・宇川義一 編：運動失調のみかた，考えかた—小脳と脊髄小脳変性症．中外医学社，2017．
- ・Ito Masao: The Cerebellum: Brain for an Implicit Self 第1版. FT Press, 2011.
- ・Nagao S: Behavior of floccular Purkinje cells correlated with adaptation of horizontal optokinetic eye movement response in pigmented rabbits. Exp Brain Res, 73(3): 489-497, 1988.
- ・Katoh A, et al: Dynamic characteristics and adaptability of mouse vestibulo-ocular and optokinetic response eye movements and the role of the flocculo-olivary system revealed by chemical lesions. Proc Natl Acad Sci USA, 95(13): 7705-7710, 1998.

9章

- ・岩村吉晃：タッチ 神経心理学コレクション．医学書院，2001．
- ・Andersen RA, et al: Encoding of spatial location by posterior parietal neurons. Science, 230(4724): 456-458, 1985.
- ・Hubel DH, Wiesel TN: Functional architecture of macaque monkey visual cortex. Proc R Soc Lond. B Biol Sci, 198(1130): 1-59, 1977.
- ・Ungerleider LG, Mishkin M: Two cortical visual systems. In D. J. Ingle, M. A. Goodale, & R. J. W. Mansfield(Eds.), Analysis of visual behavior(pp. 549-586). MIT Press, 1982.
- ・Posner MI, Petersen SE: The attention system of the human brain. Annu Rev Neurosci, 13: 25-42, 1990.
- ・Petersen SE, Posner MI: The attention system of the human brain: 20 years after. Annu Rev Neurosci, 35: 73-89, 2012.
- ・Heffner HE, Heffner RS: Role of primate auditory cortex in hearing, in: "Comparative Perception, Vol. 2: Complex Signals", W.C. Stebbins and M.A. Berkley, eds., Wiley, 1990.
- ・Kiang N: Peripheral Neural Processing of Auditory Information. In D. Smith(Ed.) , Handbook of Physiology: The Nervous System, Vol.3, Sensory Processes, I(pp. 639-674). American Physiological Society. 1984.
- ・小松英彦：脳の視覚情報処理．情報処理，50(1)：22-28，2009．

- Tootell RB, et al: New images from human visual cortex. Trends Neurosci. 19(11): 481-489, 1996.

10章

- Richard Passingham : The Frontal Lobes and Voluntary Action(Oxford Psychology Series, 21). OUP Oxford; Reprint版, 1995.
- Tanji J, Kurata K: Comparison of movement-related activity in two cortical motor areas of primates. J Neurophysiol, 48(3): 633-653, 1982.
- Kurata K, et al: ctivation of the dorsal premotor cortex and pre-supplementary motor area of humans during an auditory conditional motor task. J Neurophysiol, 84(3): 1667-1672, 2000.
- Mushiake H, et al: Neuronal activity in the primate premotor, supplementary, and precentral motor cortex during visually guided and internally determined sequential movements. J Neurophysiol, 66(3): 705-718, 1991.
- Sperry RW: "Lateral specialization in the surgically separated hemispheres," in Neuroscience Third Study Program, Vol. 3, eds. F. O. Schmitt, and F. G. Worden. MIT Press, pp. 5-19, 1974.
- 平山和美：高次脳機能障害の理解と診察. 中外医学社, 2017.
- 山鳥　重：神経心理学入門. 医学書院, 1985.
- Geschwind N, Levitsky W: Human brain: left-right asymmetries in temporal speech region. Science, 161(3837): 186-187, 1968.
- Gazzaniga MS: The split brain revisited. Sci Am, 279(1): 50-55, 1998.
- 石合純夫：高次脳機能障害学 第3版. 医歯薬出版, 2022.
- 坂井克之：前頭葉は脳の社長さん?―意思決定とホムンクルス問題(ブルーバックス). 講談社, 2007.
- Goldman-Rakic PS: The prefrontal landscape: implications of functional architecture for understanding human mentation and the central executive. Philos Trans R Soc Lond B Biol Sci, 351(1346): 1445-1453, 1996.

11章

- Tononi G, Edelman GM: Consciousness and complexity. Science, 282(5395): 1846-1851, 1998.
- 大平英樹：感情的意思決定を支える脳と身体の機能的関連. 心理学評論, 57(1): 98-123, 2014.
- 有田秀穂：人間性のニューロサイエンス：前頭前野, 帯状回, 島皮質の生理学. 中外医学社, 2011.
- Christof Koch: The Quest for Consciousness: A Neurobiological Approach. Roberts & Co, 2004.
- Francis Crick: The Astonishing Hypothesis: The Scientific Search for the Soul. Scribner, 1994.
- Gyorgy Buzsaki: Rhythms of the Brain(English Edition). Oxford University Press, Illustrated版, 2006.
- 飛松省三：脳波リズムの発現機序. 臨床神経生理学, 42(6): 358-364, 2014.

12章

- 鈴木郁子：やさしい自律神経生理学―命を支える仕組み. 中外医学社, 2015.
- 鈴木郁子：自律神経の科学「身体が整う」とはどういうことか. 講談社, 2023.
- リンダ・S・コスタンゾ 著, 林　俊宏 ほか訳：コスタンゾ明解生理学 原著第7版. エルゼビア・ジャパン, 2023.
- 石田浩司：呼吸の科学 いのちを支える驚きのメカニズム(ブルーバックス). 講談社, 2021.
- エムラン・メイヤー 著, 高橋　洋 訳：腸と脳―体内の会話はいかにあなたの気分や選択や健康を左右するか. 紀伊國屋書店, 2018.
- W.F. ボロン ほか編：ボロンブールペープ生理学 カラー版. 西村書店, 2011.
- Almy TP, et al: Alterations in colonic function in man under stress; experimental production of sigmoid spasm in healthy persons. Gastroenterology. 12(3): 425-436, 1949.

索引

あ

アウエルバッハ神経叢 ·· 285
アストロサイト ············· 28
アセチルコリン ····· 39, 66,
　　255, 271, 273, 288
アドレナリン ············· 288
アルツハイマー病 ······· 66
一次運動野 ················· 54
一次感覚野 ··············· 113
一次視覚野 ··············· 208
一次体性感覚野 ········· 202
一次聴覚野 ··············· 217
咽頭反射 ··················· 146
上唾液核 ··········· 141, 272
ウェルニッケ ············· 236
運動指令のコピー ······· 190
運動前野 ············· 55, 228
エキソサイトーシス ····· 20
エディンガー - ウェスト
　　ファール核 ······ 124, 277
エピソード記憶 ··········· 241
遠心性コピー ············· 233
延髄 ························· 61
横隔神経 ··················· 281
オリーブ核 ················· 63
オリゴデンドロサイト ··· 17

か

下位運動ニューロン ······· 81
介在ニューロン ··········· 153
外側溝 ··············· 53, 205
外側膝状体 ········· 123, 208
外側脊髄視床路 ··········· 105
外側皮質脊髄路 ····· 79, 165
外転神経 ··················· 132
海馬 ················· 242, 260
灰白交通枝 ··············· 270
灰白質 ··············· 52, 64
下顎神経 ··················· 137
下丘 ······················· 216
蝸牛 ······················· 213
蝸牛神経 ··················· 143
顎下神経節 ········· 120, 273

下小脳脚 ····· 61, 109, 192
下唾液核 ··········· 138, 272
滑車神経 ··················· 130
活動電位 ········· 6, 12, 15
過分極 ··············· 11, 14
カリウムイオン ············· 8
顆粒細胞 ··················· 195
カルシウムイオン ····· 8, 20
感覚神経 ··················· 101
感覚性失語 ··············· 236
眼窩前頭皮質 ············· 245
眼神経 ··················· 134
完全閉じ込め症候群 ······· 94
桿体細胞 ··········· 123, 206
間脳 ······················· 60
顔面神経 ··················· 48
顔面神経麻痺 ············· 142
機械受容器 ················· 42
疑核 ········· 146, 147, 148,
　　　149, 273, 278
基底核 - 視床 - 皮質ループ
　　　　　　　　　　 181
希突起膠細胞 ············· 29
記銘 ······················· 240
ギャップ結合
　　　　　 26, 278, 284
嗅球 ······················· 121
求心性線維 ··············· 32
嗅内野 ··················· 219
橋 ························· 61
胸鎖乳突筋 ··············· 149
教師信号 ··················· 196
橋小脳路 ··················· 194
起立性低血圧 ············· 289
筋萎縮性側索硬化症 ······· 95
筋緊張 ··············· 169, 172
近見反射 ··················· 128
筋伸張反射 ··············· 155
筋皮神経 ··················· 84
筋紡錘 ····· 36, 155, 157, 174
空間的加重 ··············· 24
屈曲反射 ····· 152, 162, 173
グルタミン酸 ······· 68, 214
クロールイオン ··········· 25

頚動脈小体 ··············· 282
楔状束核 ············· 63, 107
後外側腹側核 ············· 112
後角 ················· 64, 101
交感神経 ······· 129, 138, 265
交感神経幹 ··············· 269
後根神経節 ··············· 33
後索路 ··················· 107
交叉性伸展反射 ··········· 163
後脊髄小脳路 ······· 109, 174
後頭葉 ··················· 53
後内側腹側核 ············· 112
興奮性シナプス後電位 ··· 21
黒質 ················· 60, 180
黒質線条体路 ············· 66
黒質緻密部 ········· 180, 186
孤束核 ····· 146, 147, 148,
　　　273, 280, 282
骨盤神経 ········· 273, 286
固有感覚 ······ 46, 99, 107
ゴルジ腱器官
　　　　 36, 159, 174
コルチ器 ··············· 214

さ

再分極 ··················· 14
細胞体 ················· 5, 33
細胞膜 ··················· 8
作業記憶 ··············· 245
嗅声 ··················· 148
サッカード ··············· 87
三叉神経主知覚核 ········· 134
三叉神経脊髄路核 ········· 134
三叉神経痛 ··············· 139
視蓋脊髄路 ··············· 166
時間的加重 ··············· 23
軸索 ················· 5, 16
自原抑制 ··············· 159
視床 ····· 60, 103, 111, 192
視床下核 ······· 57, 60, 179
視床下部 ····· 254, 257, 275
茸状乳頭 ··············· 47
視神経 ··················· 122
耳神経節 ··········· 120, 138

293

下オリーブ核	194, 195	
失語	235	
実行機能	244	
シナプス	6	
シナプス間隙	6, 38	
シナプス小胞	20, 39	
シナプス伝達効率	196	
視放線	123	
尺骨神経	84	
重症筋無力症	50	
自由神経終末	42, 44	
集束	6	
縮瞳	124	
樹状突起	5	
シュワン細胞	34, 44	
順応	43	
上顎神経	136	
上眼窩裂	134	
上眼瞼挙筋	126	
上行性賦活系	254	
上小脳脚	61, 110, 192	
小節	58, 191	
情動	243, 259	
衝動性眼球運動	87	
上頭頂小葉	229	
小脳	58	
触圧覚	107, 114, 204	
徐波睡眠	258	
シルビウス溝	53	
侵害受容器	42	
神経筋接合部	37, 50	
神経根	83	
神経軸索	5	
神経節細胞	207	
神経伝達物質	6, 20, 29	
深部感覚	42, 99, 114, 204	
髄鞘	17, 29	
錐体交叉部	61, 79, 93	
錐体細胞	55, 75, 123, 206	
錘内筋	157	
正円孔	136	
静止膜電位	8, 11	
正中神経	84	
静的γ運動線維	158	

青斑核	255, 277
赤核脊髄路	165
脊髄視床路	103
脊髄腫瘍	115
脊髄小脳変性症	200
脊髄小脳路	108, 194
脊髄ショック	171
脊髄神経	32
脊髄前角細胞	75
脊髄反射	154
舌咽神経	48
舌筋	150
節後線維	266
節前線維	266
絶対不応期	14
セロトニン	67, 255
前角	64, 81
全か無かの法則	12
前根	83
線条体	57, 179
前脊髄視床路	103
前脊髄小脳路	110, 174
前脊髄動脈	72
前脊髄動脈症候群	115
前大脳動脈	71
前庭頚反射	168
前庭小脳路	194
前庭神経	143
前庭脊髄路	166
前庭動眼反射	198
前頭眼野	87
前頭前野	227, 244
前頭葉	53
前脳基底部	257
前皮質脊髄路	80
前部帯状回	246
前補足運動野	228
想起	240
双極細胞	207
相対不応期	14
相反抑制	154, 156
側頭葉	53
咀嚼筋	137

た

対光反射	124

帯状回運動野	228
苔状線維	195
体性感覚野	54, 113
体性局在	76, 78, 105, 114, 202
大動脈小体	282
大脳	52
大脳脚	78
大脳皮質	54
大脳辺縁系	55, 260
多系統萎縮症	200, 289
多シナプス反射	162
脱分極	11, 23
短期記憶	241
淡蒼球	57, 179
注意	221
中間質外側核	275, 277
中小脳脚	61, 192
中心窩	206
中心溝	53
中心後回	113, 202
中心前回	76
中大脳動脈	71
中脳水道周囲灰白質	275
虫部	109
腸管神経叢	285
長期増強	196
長期抑圧	196
鳥距溝	123, 209
調節反射	128
超皮質性運動性失語	238
超皮質性感覚性失語	238
跳躍伝導	18
陳述記憶	240
痛覚	105, 175
手続き記憶	240
てんかん	220
伝導失語	236
動眼神経核	89
動眼神経副核	124
瞳孔括約筋	124, 276
瞳孔散大筋	129, 276
橈骨神経	84
登上線維	195
闘争・逃走反応	67
頭頂間溝	231, 234

頭頂葉	53
頭頂連合野	232
動的γ運動線維	158
洞房結節	278
同名性半盲	125
ドパミン	66, 180, 186

な

内頚動脈神経叢	270
内臓求心性線維	287
内側膝状体	143, 217
内側縦束吻側間質核	90
内側毛帯	61, 63, 107
内部モデル	190
内包	56, 78
内包後脚	76
ナトリウムイオン	8
ナルコレプシー	255
二次体性感覚野	205
二点識別覚	107
ニューロン	5
脳回	53
脳幹	62
脳幹網様体	89, 253
脳溝	53
脳梗塞	93, 164
脳神経	118
脳脊髄液	69
能動輸送	9
脳梁	56, 247
ノルアドレナリン	67, 255, 271, 277, 288

は

パーキンソン病	121, 188
背外側前頭前野	244
肺伸展受容器	282
背側視覚経路	211
白交通枝	270
白質	52
薄束核	63, 107
パチニ小体	45
発散	6
バビンスキー徴候	171
パペッツの回路	242, 261
反回神経	148

被殻	57
皮質延髄路	91, 93
皮質核路	91, 93
皮質橋路	193
皮質脊髄路	74, 156
表在感覚	42, 99
表情筋	141
副交感神経	138, 147, 265
輻輳反射	128
腹側視覚経路	211
ブラウン・セカール症候群	116
プルキンエ細胞	195
ブローカ失語	236
ブロードマン	54, 204
平行線維	195
平衡電位	10
ベッツ細胞	75
扁桃体	219, 243, 260
ペンフィールド	76, 227
片麻痺	93
片葉	58, 191
傍正中橋網様体	90
縫線核	255
放線冠	56, 76
歩行	169, 172
保持	240
補足運動野	228
ホムンクルス	77, 114
ホルネル症候群	289

ま

マイスナー小体	44
マイスナー神経叢	285
マイネルト基底核	66
膜電位	8
ミエリン鞘	17
味覚	141, 146
ミラーニューロン	231
味蕾	47
無髄線維	17
迷走神経	48
迷走神経背側核	148, 273, 275, 278
メルケル円盤	46
網様体	62

毛様体神経節	120, 138, 273
網様体脊髄路	82, 164, 169, 173
網様体賦活系	63, 254

や

ヤコブレフの回路	261, 243
有郭乳頭	47
有髄線維	17, 34, 46
有毛細胞	214
葉状乳頭	47
翼口蓋神経節	120, 138
抑制性シナプス後電位	22

ら・わ

卵円孔	137
ランビエ絞輪	17
リヒトハイム-ウェルニッケの図式	237
ルフィニ小体	45
レム睡眠	258
連合野	55, 227
レンショー細胞	160
ワーキングメモリー	245
腕神経叢	83

アルファベット

α運動ニューロン	82
CPG	173
EPSP	22, 23
γ運動ニューロン	82, 158
GABA	68, 183, 196
IPSP	22, 25
LTD	196
LTP	196
PPRF	90
total locked in	94
VPL	112
VPM	112
What経路	211
Where経路	211

著者略歴

寺尾安生 （てらおやすお）

1989 年　東京大学医学部医学科卒業
1992 年　東京大学医学部附属病院神経内科
1999 年　スウェーデン・ウメオ大学生理学教室留学
2003 年　東京大学医学部附属病院神経内科助教
2012 年　東京大学医学部附属病院神経内科講師
2016 年　杏林大学医学部病態生理学教室教授　現在に至る

解剖生理がわかる
脳と神経をめぐる旅

2024 年 9 月 20 日　第 1 版第 1 刷発行

■ 著　者　寺尾安生　てらお　やすお

■ 発行者　吉田富生

■ 発行所　**株式会社メジカルビュー社**
〒162-0845 東京都新宿区市谷本村町2-30
電話　03(5228)2050(代表)
ホームページ　https://www.medicalview.co.jp

営業部　FAX　03(5228)2059
　　　　E-mail　eigyo@medicalview.co.jp

編集部　FAX　03(5228)2062
　　　　E-mail　ed@medicalview.co.jp

■ 印刷所　**株式会社 暁印刷**

ISBN 978-4-7583-2267-6　C3047

©MEDICAL VIEW, 2024.　Printed in Japan

・本書に掲載された著作物の複写・複製・転載・翻訳・データベースへの取り込みおよび送信（送信可能化権を含む）・上映・譲渡に関する許諾権は，（株）メジカルビュー社が保有しています．

・**JCOPY**〈出版者著作権管理機構 委託出版物〉
本書の無断複製は著作権法上での例外を除き禁じられています．複製される場合は，そのつど事前に，出版者著作権管理機構（電話 03-5244-5088，FAX 03-5244-5089，e-mail：info@jcopy.or.jp）の許諾を得てください．

・本書をコピー，スキャン，デジタルデータ化するなどの複製を無許諾で行う行為は，著作権法上での限られた例外（「私的使用のための複製」など）を除き禁じられています．大学，病院，企業などにおいて，研究活動，診察を含み業務上使用する目的で上記の行為を行うことは私的使用には該当せず違法です．また私的使用のためであっても，代行業者等の第三者に依頼して上記の行為を行うことは違法となります．